# **30日30種脳ドリル**の実践で

# 脳は何歳になっても若返らせることができます!

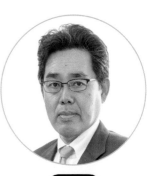

**監修**
東北大学教授
（かわしまりゅうた）
**川島隆太**

JN020977

「人の名前が思い出せない」

「買い物に出かけてから
財布を忘れたことに気づいた」

「置いたはずの場所に眼鏡がない」……

年を取ると、誰でも物忘れや
うっかりミスが増えてきます。

これは、「脳の司令塔・前頭前野」が衰えているサインです。

川島隆太先生 プロフィール

1959年、千葉県生まれ。1985年、東北大学医学部卒業。同大学院医学研究科修了。医学博士。スウェーデン王国カロリンスカ研究所客員研究員、東北大学助手、同専任講師を経て、現在は東北大学教授として高次脳機能の解明研究を行う。脳のどの部分にどのような機能があるのかという「ブレイン・イメージング」研究の日本における第一人者。

でも、脳は何歳になっても鍛えられ
衰えた脳の元気を取り戻せるのです。

そのために役に立つのが、脳ドリル。

本書は、毎日新しい種類の
ドリルに飽きずに取り組める
画期的な脳活ドリルです。

新鮮な気持ちで楽しく実践でき、
その達成感で脳は再び活性化。

脳の健康寿命を延ばすことが
できるのです。

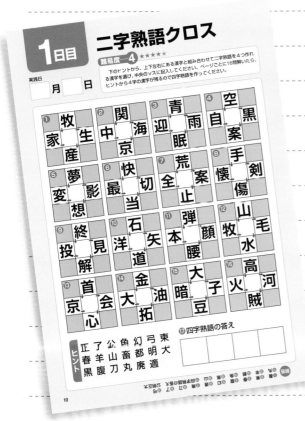

# 本書の脳ドリルの実践で 脳の前頭前野の血流が増え認知機能の 向上に役立つと試験で確認されました

## 脳の認知機能をつかさどる のが前頭葉の前頭前野

人間の脳はさまざまな機能を備えています。その中でも、「認知機能」はとても重要な役割を果たしています。認知機能とは、「思考」「判断」「記憶」「意欲」「計算」「想像」などの高度な脳の活動のことです。

認知機能をつかさどっているのは、脳の前のほうにある前頭葉の「前頭前野」という領域です。前頭前野は、いわば「脳の司令塔」。人間らしく社会生活を送るうえでは、欠かせない要所なのです。

ところが、加齢とともに前頭前野は衰え、認知機能も低下。認知機能が落ちると、記憶力や注意力、思考力、判断力が弱まります。物忘れやうっかりミスが多くなり、生活の質の低下にもつながるのです。

認知機能を維持するためには、前頭前野の働きを保つことが重要です。前頭前野の活性

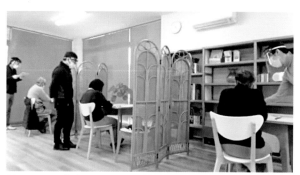
脳ドリルの試験のようす

度は、「NIRS（近赤外分光分析法）」という方法で調べることができます。

NIRSとは、太陽光にも含まれる近赤外光を使った安全な検査方法です。簡単に説明すると、近赤外光を当てることで、前頭前野の血流を測定できます。前頭前野の血流が増えていれば、脳が活性化している証拠。逆に血流が変わらなければ、活性化はしていません。

## 脳ドリルの実践中に 脳の血流が増えた

そこで、本書の脳ドリルが前頭前野を活性化するのか、NIRSを使って調べてみました。試験は2020年12月、新型コロナウイルスの感染対策を十分に行ったうえで実施。対象者は60〜70代の男女40人です。全員、脳出血や脳梗塞など、脳の病気の既往症はありません。

出題したドリルは「漢字系」「計算系」「言葉系」「論理系」「知識系」「記憶系」「変わり系」の7系統で、計33種類。ドリルはどれも楽しく解けるものばかりです。たとえば、「漢字系」の「二字熟語クロス」（10ジーに掲載）は、

## 脳が活性化するしくみ

**文字や数字の問題を素早く解く**

▼

**脳の血流が高まり、 脳の司令塔（前頭前野）が活性化**

▼

**しっかり働く脳になり、 物忘れやうっかりミスも減る！**

## ●脳活動時系列波形

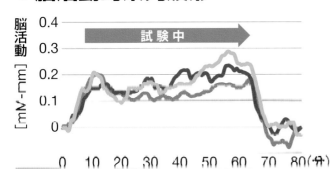

脳活動 [mV・mm]

0.4
0.3
0.2
0.1
0

**試験中** →

0　10　20　30　40　50　60　70　80（秒）

漢字熟語しりとり　二字熟語クロス　決めろ！漢字一字

出典：漢字系脳ドリルの脳活動「脳血流量を活用した脳トレドリルの評価」より

## ●トポグラフィ画像（脳血流測定）

**試験前** → **試験中**

脳ドリルをやる前の
前頭前野の血流

脳ドリルをやっている最中
の前頭前野の血流

---

熟語を使ったクロスワードパズル。上下左右にある漢字と組み合わせて、二字熟語を4つ作れる漢字をヒントの中から選びます。

「計算系」の「ひらがな計算」（32ページに掲載）は、「にたすろくたすいちひくごたすさん」というように、計算式がひらがなで書かれています。頭の中でひらがなを数字に変換するさい、勘違いすることがあるかもしれませんが、楽しく実践できます。

楽しいだけでなく、効果が高いこともわかりました。

試験では1人当たり15種類のドリルを解いてもらいました。NIRSを使い、脳ドリルを行っているときの脳の血流を調べたところ、安静時と比べて、33種類のすべてのドリルにおいて、脳の血流がアップ。そのうち27種は顕著に血流が増加していました。

この試験結果から、脳ドリルを解いているときは前頭前野が活性化していることが確認されたのです。続ければ思考力や判断力、記憶力、計算力といった認知機能が向上することも、十分期待できるといえるでしょう。

また、正確に答えるよりも、より多くの問題に取り組むことも重要です。たとえ間違っていても、素早く答えていくことで脳の血流は増加し、前頭前野も活性化するのです。

注意してほしいのは、脳ドリルであれば、どんなものでも前頭前野が刺激されるわけではない、ということ。

つまらなかったり、難しかったりすると、脳にいい刺激が伝わらず、血流が促進するどころか、滞ってしまうこともあるのです。

## 毎日行うことで脳の認知機能は向上

本書には、試験で検証したものと同種の脳ドリルを収録しています。実際にやってみるとわかると思いますが、バラエティに富み、楽しく解ける問題ばかりです。

毎日違った脳ドリルを1ヵ月間にわたって取り組むことで、さらなる前頭前野の活性化が期待できます。認知機能は向上し、物忘れやうっかりミスは減り、認知症や軽度認知障害（MCI）の予防にも役立つ可能性があります。

## ●ドリル種類別の脳活動

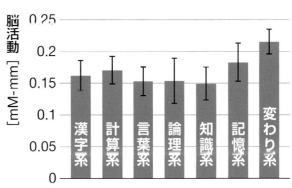

脳活動 [mM・mm]

0.25
0.2
0.15
0.1
0.05
0

漢字系　計算系　言葉系　論理系　知識系　記憶系　変わり系

出典：系統別の有意差「脳血流量を活用した脳トレドリルの評価」より

# 漢字や計算問題を毎日少しずつ行えば、記憶力・思考力が向上し脳の力はぐんぐん高まります

## 人間は加齢とともに脳が衰えていく

人間の脳は体と同様、加齢とともに衰えていきます。物忘れが多くなったり、注意力が散漫になったりして、脳の認知機能が低下してくるのです。

自分では脳はまだ大丈夫なつもりでも、日常生活の中で「なんだっけ？」「しまった！」という経験が多くなってきたら要注意。脳の認知機能が衰えてきた証拠です。

認知機能だけでなく、脳の衰えは心にも影響を及ぼします。やる気が出なくなり、新しいことに対する興味もわいてきません。急に怒り出したり、泣き出したりするなど、感情のコントロールも困難になってくるのです。

厚生労働省によると、2012年の時点で「認知症」と、その予備群とされる「軽度認知障害（MCI＝Mild Cognitive Impairment）」を合わせた総数は862万人。実に65歳以上の4人に1人という割合でした。

MCIは、脳が正常な状態と認知症の中間にある段階です。同じ質問や会話をくり返すなどの記憶障害が認められるものの、日常生活には支障をきたしません。

ところが、MCIを放置すると、年間10～15％の割合で認知症へと移行するという報告があります。そのため、MCIは認知症の予備群であると考えられているのです。

## 前頭前野を鍛えると認知機能が高まる

脳の健康を維持するには、認知症を発症する前の対策が大切。MCIや加齢による物忘れの段階であれば、脳の元気を取り戻すことも不可能ではありません。

そのためには、脳を鍛えて認知機能を向上させることが重要。脳は体と同じで、いくつ

## ●認知症患者の年代別割合

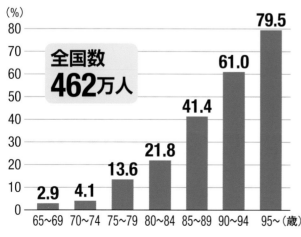

出典：厚生労働省研究班推計（2013年）

## ●20年後には4人に1人が認知症に

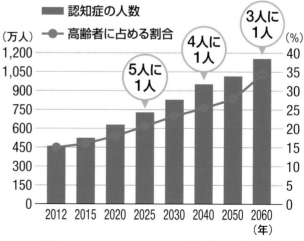

出典：日本における認知症の高齢者人口の将来推計に関する研究
（平成26年度厚生労働科学研究費補助金特別研究事業）

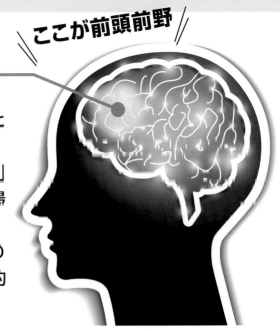

\\ここが前頭前野//

## 前頭前野の働き

大脳の約30%を占め、いわば「脳の司令塔」ともいえる領域。

「考える」「記憶する」「感情をコントロールする」「判断する」など、人間が人間らしくあるために最も欠かせない部分といえる。

前頭前野が衰えると、物忘れが増え、うっかりミスなど注意力や判断力が低下するほか、感情的になったり、やる気が低下したりする。

になっても鍛えることができるのです。

人間の脳は「大脳」「脳幹」「小脳」の3つに大きく分かれています。そのうち約80%を占めるのが大脳です。

大脳は、思考や判断・行動をつかさどる「前頭葉」、視覚をつかさどる「後頭葉」、知覚や感覚をつかさどる「頭頂葉」、聴覚や記憶をつかさどる「側頭葉」の4つの部分に大別できます。その中で最も重要な働きをしているのが、前頭葉の大部分を占める「前頭前野」です。

前頭前野は「考える」「記憶する」「判断する」「行動や感情をコントロールする」「人とコミュニケーションをとる」など、人間にとって重要な働きを担っています。まさに、人間らしく生きるために最も必要な部位なのです。

衰えた脳をしっかりと働く脳へとギアチェンジするためには、前頭前野を鍛えることがポイントです。年齢に関係なく脳トレーニング（以下、脳トレ）を行うことによって前頭前野が鍛えられ、脳の認知機能が向上することが科学的に証明されているのです。

## やる気がわき、興味や関心もアップする

最新の脳科学では、簡単な文字や数字を扱う問題を速く解くことが、脳の前頭前野の活性化に有効であることが確かめられています。

さらに、脳トレで自分の限界と思える速度で、できるだけ速く解きつづけていくと脳の血流が促進し、前頭前野の働きがアップ。頭の回転が速くなるなど、脳の認知機能が高まっていくのです。

一方で、テレビやパソコン、スマートフォンなどに触れているときは、前頭前野はほとんど使われていないこともわかっています。

たとえば、パソコンなどで文章を作成する場合、仮名を入力すれば漢字の候補が自動的に出てきます。手書きのように自分で漢字を思い出す必要がなく、前頭前野もあまり使われないのです。

また、物事に取り組み、「つまらない」「わからない」と感じているときは脳の血流は減少します。楽しみながら簡単にできることを行うのが、脳トレのコツです。

脳トレの効果は頭の回転が速くなって計算力が上がったり、物忘れや注意力が改善したりするだけではありません。

感情を上手にコントロールできるようになり、対人面でも好影響が出てきます。やる気が出てきて、新しいことに対する興味や関心もアップするでしょう。

# 毎日脳活 30日30種脳ドリルの効果を高めるポイント

## ポイント ① 毎日続けることが大切

「継続は力なり」という言葉がありますが、脳ドリルは毎日実践することで、脳が活性化していきます。2〜3日に1度など、たまにやる程度では効果は現れません。また、続けていても途中でやめると、せっかく若返った脳がもとに戻ってしまいます。毎日の日課として、習慣化するのが、脳を元気にするコツだと心得てください。

## ポイント ② 1日2ページ、朝食後の午前中に

1日のうちで脳が最も働くのが午前中です。できるかぎり、午前中に取り組みましょう。一度に多くの脳ドリルをやる必要はなく、1日2ページでOK。短い時間で集中して全力を出しきることで、脳の機能は向上していくのです。また、空腹の状態では、脳はエネルギー不足。朝ご飯をしっかり食べてから行いましょう。

## ポイント ③ できるかぎり静かな環境で

静かな環境で取り組むことがポイントです。集中しやすく、脳の働きもよくなります。テレビを見ながらや、ラジオや音楽を聞きながらやっても、集中できずに脳を鍛えられないことがわかっています。周囲が騒がしくて気が散る場合は、耳栓を使うといいでしょう。

## ポイント ④ 制限時間を設けるなど目標を決めて取り組もう

目標を決めると、やる気が出てきます。本書では、年代別に制限時間を設けていますが、それより少し短いタイムを目標にするのもいいでしょう。解く速度を落とさずに、正解率を高めていくのもおすすめです。1ヵ月間連続して実践するのも、立派な目標です。目標を達成したら、自分にご褒美をあげると、さらに意欲も出てきます。

## ポイント ⑤ 家族や友人といっしょに実践しよう

家族や友人といっしょに取り組むのもおすすめです。競争するなどゲーム感覚で実践すると、さらに楽しくなるはずです。何よりも、「脳を鍛える」という同じ目的を持つ仲間と実践することは、とてもやりがいがあります。脳ドリルの後、お茶でも飲みながらコミュニケーションを取ることも、脳の若返りに役立つはずです。

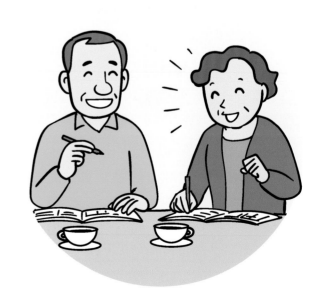

# 脳トレマラソン ドリル30種一覧

記憶力・思考力を目覚めさせる!

## 記憶力・認知力アップ

問題を手がかりに一時的に覚える「短期記憶」と子どものころに習った漢字など「思い出す力」を鍛えます

- 3日目　名画間違い探し
- 4日目　私はだあれ?
- 5日目　反対語発見クイズ
- 10日目　サイコロ目当て
- 14日目　四字熟語推理クロス
- 27日目　英単語連想クイズ
- 29日目　ひらめき言葉クイズ

サイコロ目当て

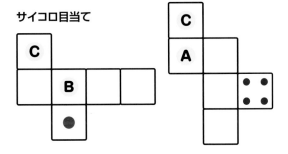

## 注意力・集中力アップ

指示どおりの文字を探したり、同じような絵から違うものを見分けたりするなど、注意力・集中力が磨かれます

- 8日目　決めろ!漢字1字
- 9日目　四字熟語パーツ探し
- 11日目　市区名場所探し
- 13日目　1本道作りパズル
- 16日目　ことわざ間違い探し
- 18日目　漢字画数間違い探し
- 23日目　うず巻き熟語しりとり
- 25日目　ドリルサーキット

うずまき熟語しりとり

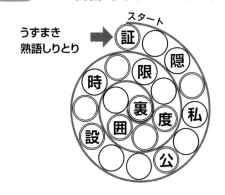

## 計算力アップ

日常生活で買い物をしたり、時間を確認したりするときなど、計算や暗算をする力が身につきます

- 2日目　ウエイトてんびん
- 7日目　ピタリ100計算
- 12日目　ひらがな計算
- 15日目　時間計算
- 19日目　ないもの計算
- 22日目　ナンバー9ナンプレ
- 24日目　重さ当てドリル
- 30日目　所持金比べ

重さ当てドリル

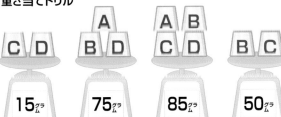

## 思考力・想起力アップ

論理的に考える問題や推理しながら答えを導く問題で、考える力を磨き、頭の回転力アップが期待できます

- 1日目　二字熟語クロス
- 6日目　ダジャレ漢字ドリル
- 17日目　記念写真クイズ
- 20日目　鏡文字熟語クイズ
- 21日目　正しい言葉選び三択
- 26日目　熟語1／4ピース
- 28日目　言葉モンタージュ

言葉モンタージュ

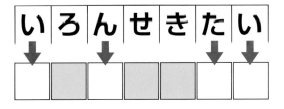

難易度……4 ★★★★★

下のヒントから、上下左右にある漢字と組み合わせて二字熟語を4つ作れる漢字を選び、中央のマスに記入してください。ページごとに16問解いたら、ヒントから4字の漢字が残るので四字熟語を作ってください。

実践日　　月　　日

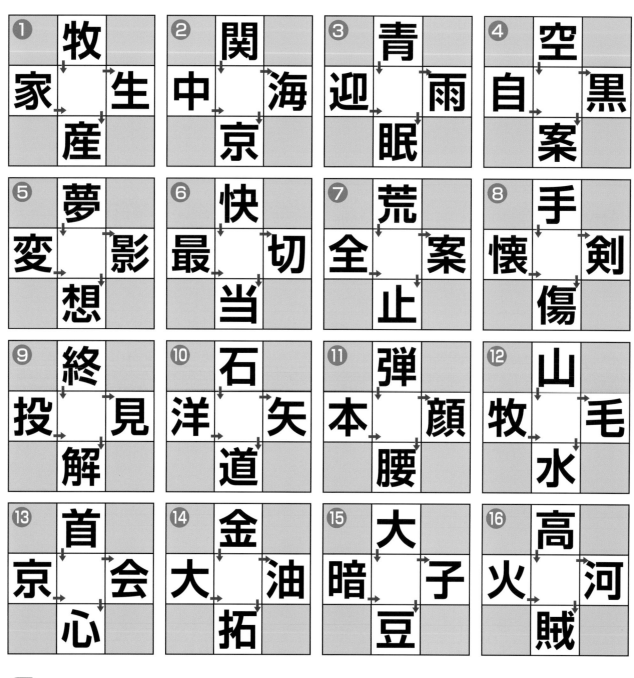

❶ 牧／家□生／産
❷ 関／中□海／京
❸ 青／迎□雨／眠
❹ 空／自□黒／案
❺ 夢／変□影／想
❻ 快／最□切／当
❼ 荒／全□案／止
❽ 手／懐□剣／傷
❾ 終／投□見／解
❿ 石／洋□矢／道
⓫ 弾／本□顔／腰
⓬ 山／牧□毛／水
⓭ 首／京□会／心
⓮ 金／大□油／拓
⓯ 大／暗□子／豆
⓰ 高／火□河／賊

**ヒント**
正　了　公　魚　幻　弓　東
春　羊　山　畜　都　明　大
黒　腹　刀　丸　廃　適

⓱四字熟語の答え

| | | | |
|---|---|---|---|
| | | | |

💡 脳活ポイント

# 想像力と想起力を磨く！

| 正答数 | かかった時間 |
|---|---|
| ／34問 | 分 |

上下左右の4つの漢字それぞれの前後につけることで、二字熟語が4つ作れる共通の漢字1字を、下にあるヒントから探す脳トレです。集中して解くことで、脳の前頭前野が活性化し、想像力と想起力が磨かれます。

🕐 目標時間　50代まで 25分　60代 35分　70代以上 45分

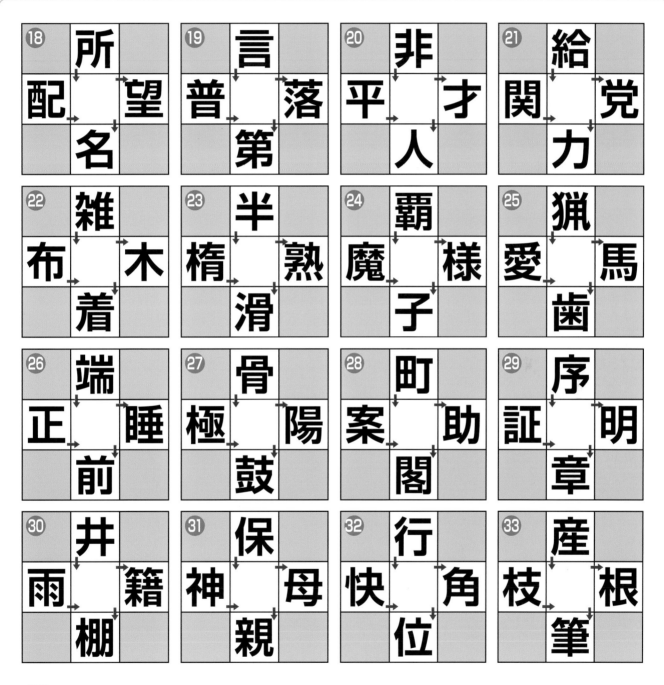

ヒント：父 戸 午 王 及 繚 犬 文 凡 花 巾 内 毛 与 乱 方 円 太 属 百

㉞ 四字熟語の答え

| | | | |
|---|---|---|---|
| | | | |

# ウエイトてんびん

難易度……3 ★★★★★

3つのてんびんにA～Dの4種の重りが乗っています。問題番号の横にある4つの数字は、A～Dそれぞれの重さを示しています。釣り合ったり傾いたりしているてんびんから推測し、A～Dの重さを導いてください。

実践日　　月　　日

① 4・8・12・16

A B　C　　D　BB　　BD CC

| A | B |
|---|---|
|   |   |
| C | D |
|   |   |

② 1・4・5・7

CD　A　　BD　C AA　　BC　DD

| A | B |
|---|---|
|   |   |
| C | D |
|   |   |

③ 2・6・8・10

C B DD　　BD　C　　BC AA

| A | B |
|---|---|
|   |   |
| C | D |
|   |   |

④ 4・10・12・16

BD AA　　BB B C　　AC　D

| A | B |
|---|---|
|   |   |
| C | D |
|   |   |

⑤ 2・6・8・12

A CC DD　　BB D　　BC A

| A | B |
|---|---|
|   |   |
| C | D |
|   |   |

解答 ①A4・B8・C12・D16　②A5・B7・C1・D4　③A8・B6・C10・D2　④A10・B4・C12・D16　⑤A2・B6・C2・D8

# 計算力を断然鍛える！

4種類の重りが乗った3つのてんびんを見て、それぞれの重さを答える脳トレです。推理力や計算力を磨く優れたトレーニングになると考えられます。

| 正答数 | かかった時間 |
|---|---|
| ／40問 | 分 |

🕐 目標時間　50代まで **15**分　60代 **20**分　70代以上 **30**分

---

**❻ 4・18・22・40**

| A | B |
|---|---|
|   |   |
| **C** | **D** |
|   |   |

AC　D　C　AB　CB　BB　A

---

**❼ 5・10・15・30**

| A | B |
|---|---|
|   |   |
| **C** | **D** |
|   |   |

B　BB　BC　BC　D　DD　A

---

**❽ 5・11・15・16**

| A | B |
|---|---|
|   |   |
| **C** | **D** |
|   |   |

AD　C　B　A　AA　AC　DD

---

**❾ 2・4・10・18**

| A | B |
|---|---|
|   |   |
| **C** | **D** |
|   |   |

A　BC　D　AA　CD　D　A　BB

---

**❿ 5・10・15・20**

| A | B |
|---|---|
|   |   |
| **C** | **D** |
|   |   |

CD　AB　BD　A　DD　B

# 名画間違い探し

難易度……3 ★★★★★

世界の名画をテーマにした間違い探しです。上の絵と下の絵には違うところがそれぞれ7つずつあります。2つの絵をよく見比べて、絵の違うところを丸で囲んでください。

## 舟遊びをする人々の昼食

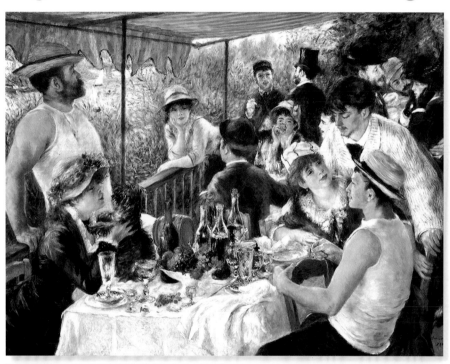

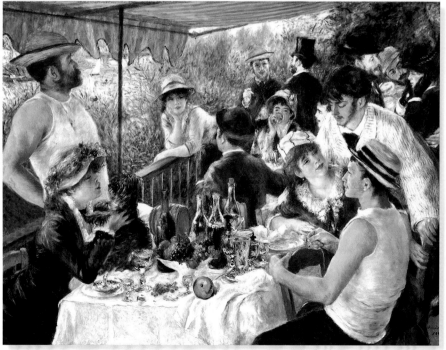

**作者**

**ピエール＝
オーギュスト・
ルノワール**

（1841〜1919年）

　流動的な筆遣いと豊かな表現力で有名なフランスの画家。60年の創作活動の中で、約6000点もの作品を残している。今回の作品『舟遊びをする人々の昼食』は、米国・ワシントンD.C.にあるフィリップス・コレクションに所蔵されている。

　解答は72ページをご覧ください。

脳活ポイント
# 発見の喜びを感じる!

目から入った情報を正確に覚え、次に間違っている場所がどこかを考えるため、記憶力と判断力がアップします。違う!とわかったときの発見の喜びを感じることで、脳が刺激されます。

| 正答数 | かかった時間 |
|---|---|
| ╱14問 | 分 |

🕐 目標時間　50代まで **10分**　60代 **15分**　70代以上 **20分**

---

## 民衆を導く自由の女神

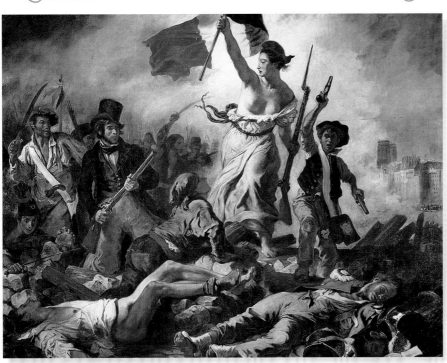

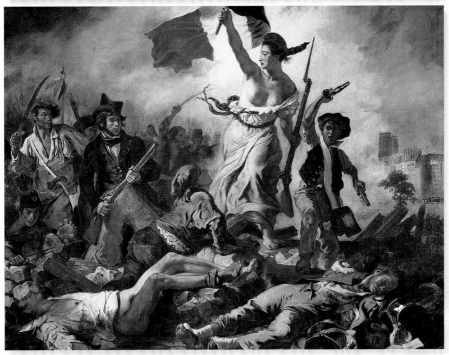

**作者**

## ウジェーヌ・ドラクロワ

（1798〜1863年）

　19世紀のフランスを代表する画家で、ダイナミックな構図や明暗のコントラストが特徴的な作品を数多く残す。本作品は、1830年のフランス7月革命がモチーフになっている。現在、パリのルーヴル美術館に展示されている。

---

👆 解答は72ページをご覧ください。

# 4日目

## 私はだあれ？

難易度……3 ★★★★★

写真やイラストを見て、それが何かをしっかり把握してから、各問に答えてください。一番下の解答欄では、それぞれの写真・イラストで示したものの名前・問1・問2の解答、問3・問4の解答の順に記しています。

実践日

□ 月 □ 日

## テーマ：世界の名所

❶
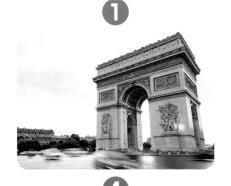

❷
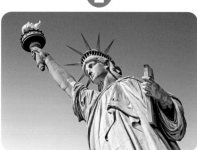

❸
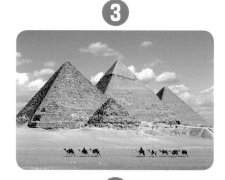

❹
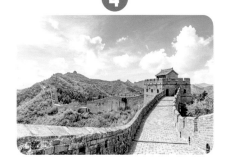

❺
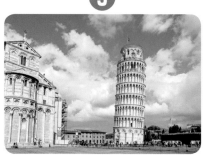

❻
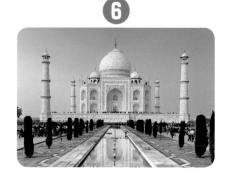

問1 ❶〜❻の建物がある国の首都をⒶ〜Ⓕから選んでください
ⒶワシントンD.C.　Ⓑローマ　Ⓒカイロ
Ⓓニューデリー　Ⓔ北京　Ⓕパリ

問2 ❶〜❻がある国でほかに有名なものを㋐〜㋕から選んでください
㋐ブロードウェイ　㋑トレビの泉　㋒スフィンクス
㋓ガンジス川　　　㋔天安門　　　㋕エッフェル塔

|  | ❶ | ❷ | ❸ |
|---|---|---|---|
| 問1 |  |  |  |
| 問2 |  |  |  |

|  | ❹ | ❺ | ❻ |
|---|---|---|---|
| 問1 |  |  |  |
| 問2 |  |  |  |

解答 ①凱旋門 問1Ⓕ 問2㋕　②自由の女神 問1Ⓐ 問2㋐　③ピラミッド 問1Ⓒ 問2㋒　④万里の長城 問1Ⓔ 問2㋔　⑤ピサの斜塔 問1Ⓑ 問2㋑　⑥タージ・マハル 問1Ⓓ 問2㋓

## 脳活ポイント
# 知識と教養の想起訓練！

問題に提示された写真やイラストが何かを考え、各問で
それと関係の深いものを選択肢から選ぶ脳トレです。知識
や教養を思い出す力を鍛えます。

| 正答数 | かかった時間 |
|---|---|
| ／**24**問 | **分** |

🕐 目標時間
| 50代まで | 60代 | 70代以上 |
|---|---|---|
| **10**分 | **15**分 | **20**分 |

## テーマ：おとぎ話

❼
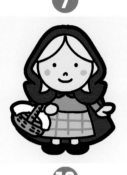

❽
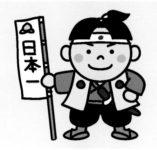

❾
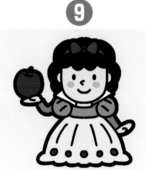

❿
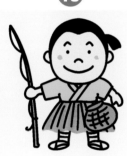

⓫
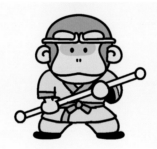

⓬
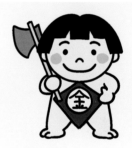

問3 ❼〜⓬に最も関連が深い動物をⒶ〜Ⓕから選んでください
Ⓐオオカミ　Ⓑカッパ　Ⓒイヌ　Ⓓリス　Ⓔカメ　Ⓕクマ

問4 ❼〜⓬の物語の内容で正しいものを㋐〜㋕から選んでください
㋐おばあさんが食べられる　㋑玉手箱をもらう
㋒王子様が現れる　㋓鬼が島に行く
㋔お経をもらいに行く　㋕侍の家来になる

| | ❼ | ❽ | ❾ |
|---|---|---|---|
| 問3 | | | |
| 問4 | | | |

| | ❿ | ⓫ | ⓬ |
|---|---|---|---|
| 問3 | | | |
| 問4 | | | |

難易度……**3** ★★★★★

問題Ⓐ～Ⓓに示した二字熟語の反対語を、下のヒントの漢字を使って右の解答欄に書いてください。なお、問題は8問ごとにⒶ～Ⓓの4つのブロックに分かれています。

実践日　　　月　　　日

## Ⓐ

❶ 安心 ▶ ☐☐
❷ 絶対 ▶ ☐☐
❸ 大物 ▶ ☐☐
❹ 外交 ▶ ☐☐
❺ 混乱 ▶ ☐☐
❻ 往路 ▶ ☐☐
❼ 簡単 ▶ ☐☐
❽ 具体 ▶ ☐☐

ヒント
複物抽秩内安小復
政相不路序雑対象

## Ⓑ

❾ 合法 ▶ ☐☐
❿ 無知 ▶ ☐☐
⓫ 退化 ▶ ☐☐
⓬ 拡大 ▶ ☐☐
⓭ 平常 ▶ ☐☐
⓮ 合成 ▶ ☐☐
⓯ 未来 ▶ ☐☐
⓰ 悪化 ▶ ☐☐

ヒント
進分去違非化小転
解好法博縮常識過

解答
A ①心配 ②相対 ③小物 ④内政 ⑤秩序 ⑥復路 ⑦複雑 ⑧抽象
B ⑨違法 ⑩博識 ⑪進化 ⑫縮小 ⑬非常 ⑭分解 ⑮過去 ⑯好転

# 認知力と語彙力を強化！

問題に提示された熟語と反対の意味を持つ熟語を、下にあるヒントの漢字を使って作っていく脳トレです。認知力を養うだけでなく、語彙力を高める効果も期待できます。

| 正答数 | かかった時間 |
|---|---|
| ／32問 | 分 |

🕐 目標時間　50代まで **25分**　60代 **35分**　70代以上 **45分**

---

**C**

⑰ 倹約 ▶ ☐☐

⑱ 繁栄 ▶ ☐☐

⑲ 供給 ▶ ☐☐

⑳ 素直 ▶ ☐☐

㉑ 対話 ▶ ☐☐

㉒ 固執 ▶ ☐☐

㉓ 貫徹 ▶ ☐☐

㉔ 攻撃 ▶ ☐☐

**ヒント** 白防費退御屈浪折
歩衰偏要挫需譲独

**D**

㉕ 栄誉 ▶ ☐☐

㉖ 架空 ▶ ☐☐

㉗ 運動 ▶ ☐☐

㉘ 義務 ▶ ☐☐

㉙ 寛容 ▶ ☐☐

㉚ 穏健 ▶ ☐☐

㉛ 干渉 ▶ ☐☐

㉜ 優雅 ▶ ☐☐

**ヒント** 辱野実過在任恥激
止利量放権狭静粗

# ダジャレ漢字ドリル

難易度……3 ★★★★★

各問の文がダジャレになるように、下のリストから漢字を選んで空欄に書き入れてください。ヒントは問題の文中にあります。声に出して読んで考えると、解答を導きやすくなるでしょう（①～⑤は特別ヒントつき）。

実践日　　月　　日

① □の話はつまらない

② 迎えの□が来るまで待とう

③ ラジオ□□をするとたいそう疲れるね

④ □□が良いのは結構なことだ

⑤ □□を着てとてもハッピー

⑥ 海外□□にしぶしぶ転勤する

⑦ 製薬会社の軟膏作りは□□している

⑧ 「図書館に□□はあるの?」「ありまんがな」

⑨ 先生が運動会で選手□□する

⑩ リッチだからこの□□に家を建てた

⑪ 吹奏楽部の□□でザリガニを飼う

⑫ 朝会にて□□免職を告げられた

**リスト**
体　槽　支　立　難　漫　妻　宣　血　被　戒
誓　地　画　法　行　懲　部　航　操　車　水

解答　①妻　②車　③体操　④血行　⑤被服　⑥支部　⑦難解　⑧漫画　⑨宣誓　⑩立地　⑪水槽　⑫懲戒

💡 脳活ポイント

# 柔軟な思考力を伸ばす！

各問の文章がダジャレになるように思い浮かべながら、下のリストから漢字を選ぶ脳トレです。思考力や言語力のトレーニングになります。クスッと笑いながら楽しみましょう。

| 正答数 | かかった時間 |
|---|---|
| ／ 24問 | 分 |

🕐 目標時間　50代まで **25分**　60代 **35分**　70代以上 **45分**

⑬ 根室に着いたらゆっくり ☐ ろう

⑭ ☐ や、一緒に遊ぼうや

⑮ 油がはねて ☐☐ したんやけど

⑯ 真っ赤な ☐☐ を見に行こうよう

⑰ 同点に追いつかれ、気が ☐☐ する

⑱ 秘書は ☐☐ 地へ旅行中です

⑲ お ☐☐ しか食べないなんておかしいよ

⑳ 銭湯がオープンの日に ☐☐ に並ぶ

㉑ 来月の予定は ☐☐ を見てちょうだい

㉒ 傷口が化膿している ☐☐ 性がある

㉓ この会議の進め方にはみんな ☐☐ 的だ

㉔ オリンピックを ☐☐ するのは承知しています

**リスト**

眠　懐　子　火　動　先　坊　帳　紅　傷　避

葉　頭　転　手　致　疑　可　暑　菓　能　招

（解答）
⑬眠　⑭坊や　⑮火傷　⑯紅葉　⑰動転　⑱避暑
⑲菓子　⑳先頭　㉑手帳　㉒可能　㉓懐疑　㉔招致

# 7日目 ピタリ100計算

実践日 ☐月 ☐日

各問で提示されている4つの数字のうち、3つの数字を足すとぴったり100になる組み合わせがあります。この組み合わせに当てはまらない数字が何かを答えてください。できるだけ早く答えましょう。

❶ ☐
| 28 | 30 |
|----|----|
| 42 | 50 |

❷ ☐
| 45 | 16 |
|----|----|
| 41 | 39 |

❸ ☐
| 9 | 13 |
|----|----|
| 77 | 14 |

❹ ☐
| 10 | 24 |
|----|----|
| 19 | 57 |

❺ ☐
| 18 | 63 |
|----|----|
| 31 | 19 |

❻ ☐
| 51 | 32 |
|----|----|
| 43 | 25 |

❼ ☐
| 17 | 52 |
|----|----|
| 31 | 22 |

❽ ☐
| 36 | 21 |
|----|----|
| 26 | 38 |

❾ ☐
| 41 | 32 |
|----|----|
| 34 | 27 |

❿ ☐
| 86 | 4 |
|----|----|
| 10 | 16 |

⓫ ☐
| 24 | 60 |
|----|----|
| 29 | 11 |

⓬ ☐
| 18 | 12 |
|----|----|
| 33 | 49 |

⓭ ☐
| 26 | 35 |
|----|----|
| 39 | 17 |

⓮ ☐
| 13 | 66 |
|----|----|
| 21 | 27 |

⓯ ☐
| 31 | 46 |
|----|----|
| 48 | 23 |

⓰ ☐
| 38 | 43 |
|----|----|
| 13 | 44 |

解答 ❶50 ❷41 ❸13 ❹10 ❺51 ❻31 ❼22 ❽21 ❾34 ❿16 ⓫24 ⓬12 ⓭17 ⓮27 ⓯48 ⓰38

# 数字探しで脳を強める!

| 正答数 | かかった時間 |
|---|---|
| ／ 32問 | 分 |

4つの数字のうち、3つを足すと100になる組み合わせがあり、使わなかった数字を答える脳トレです。答えをできるだけ早く導くことで、計算力のほか、注意力や集中力も磨かれます。

目標時間　50代まで **15分**　60代 **20分**　70代以上 **25分**

⑰ 
| 10 | 37 |
|---|---|
| 20 | 43 |

⑱ 
| 35 | 18 |
|---|---|
| 4 | 47 |

⑲ 
| 16 | 26 |
|---|---|
| 19 | 65 |

⑳ 
| 70 | 22 |
|---|---|
| 15 | 8 |

㉑ 
| 28 | 9 |
|---|---|
| 58 | 33 |

㉒ 
| 55 | 14 |
|---|---|
| 31 | 27 |

㉓ 
| 30 | 45 |
|---|---|
| 38 | 17 |

㉔ 
| 81 | 6 |
|---|---|
| 13 | 12 |

㉕ 
| 18 | 23 |
|---|---|
| 71 | 11 |

㉖ 
| 62 | 16 |
|---|---|
| 22 | 24 |

㉗ 
| 12 | 34 |
|---|---|
| 59 | 7 |

㉘ 
| 54 | 21 |
|---|---|
| 19 | 25 |

㉙ 
| 44 | 32 |
|---|---|
| 27 | 29 |

㉚ 
| 8 | 64 |
|---|---|
| 28 | 57 |

㉛ 
| 28 | 41 |
|---|---|
| 26 | 46 |

㉜ 
| 35 | 31 |
|---|---|
| 32 | 37 |

# 8日目

## 決めろ！漢字1字

各問にある2つの空マスには同じ漢字が入ります。その漢字を各ページのヒントの中から1つずつ選んで空マスに入れ、漢字4文字の言葉を作ってください。ヒントの中には、答えに用いない漢字が6つずつあります。

実践日　　月　　日

❶
世
□
交
□

❷
今
□
明

❸
一
□
合

❹
木
□
細
□

❺
大
□
進

❻
民
□
□
義

❼
□
分
□
厘

❽
□
市
□
座

❾
□
百
□
町

❿
□
種
□
様

⓫
□
業
□
得

⓬
□
家
□
元

ヒント： 使　多　幸　学　事　八　号　楽　工
代　仕　本　式　九　切　自　主　日

# 判断力を大いに高める!

下のヒントにある漢字1字を各問題の2つの空欄に入れ、四字熟語を作る脳トレです。ヒントの中には答えに用いない漢字もあるので、注意しながら取り組みましょう。判断力や注意力・語彙力が身につきます。

目標時間　50代まで **15分**　60代 **20分**　70代以上 **25分**

| ⑬ | ⑭ | ⑮ | ⑯ | ⑰ | ⑱ |
|---|---|---|---|---|---|
| 青 | 三 | 右 | 無 | 年 | 野 |
| □ | □ | □ | □ | □ | □ |
| 吐 | 九 | 左 | 苦 | 基 | □ |
| □ | □ | □ | □ | □ | 物 |

| ⑲ | ⑳ | ㉑ | ㉒ | ㉓ | ㉔ |
|---|---|---|---|---|---|
| 利 | 便 | 人 | 衣 | 立 | 練 |
| □ | □ | □ | □ | □ | □ |
| 欲 | 憎 | 色 | 食 | 歩 | 管 |

ヒント　手 十 茶 馬 頭 拝 生 答 息
市 私 粗 往 矢 元 小 金 独

# 四字熟語パーツ探し

難易度……**3** ★★★★★

各問には、四字熟語の一部が欠落した形で提示されています。欠落部分にピタリと当てはめると四字熟語ができ上がるパーツをア～エの選択肢から1つ選び、解答欄に書いてください。

実践日 ☐ 月 ☐ 日

---

**❶** 暗昔索 　解答 ☐

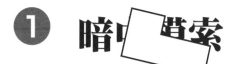

ア 中模索　イ 模索
ウ 　　　エ 中模索

**❷** 五里　解答 ☐

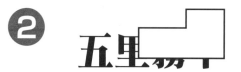

ア 里霧中　イ 里霧中
ウ 霧中　　エ 霧中

---

**❸** 千秋　解答 ☐

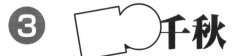

ア 一日　イ 一日
ウ 一日　エ 一日

**❹** 空前　解答 ☐

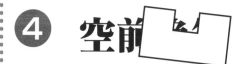

ア 絶後　イ 絶後
ウ 絶後　エ 絶後

---

**❺** 先勝　解答 ☐

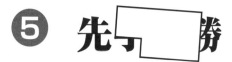

ア 壬必月　イ 壬必月
ウ 壬必月　エ 壬必月

**❻** 晩成　解答 ☐

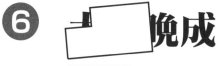

ア 大器　イ 大器
ウ 大器　エ 大器

---

**❼** 驚地　解答 ☐

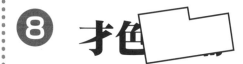

ア 転動　イ 天動
ウ 転動　エ 天動

**❽** 才色　解答 ☐

ア 兼備　イ 兼美
ウ 兼備　エ 兼美

---

# 脳の見る力を鍛える!

四字熟語の一部が欠落した形で提示されています。その欠落部分に当てはまるパーツを選択肢の中から選ぶ脳トレです。見る力・集中力が鍛えられ、後頭葉が活性化すると考えられます。

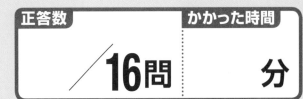

| 正答数 | かかった時間 |
|---|---|
| ／16問 | 分 |

🕐 目標時間　50代まで **20分**　60代 **30分**　70代以上 **40分**

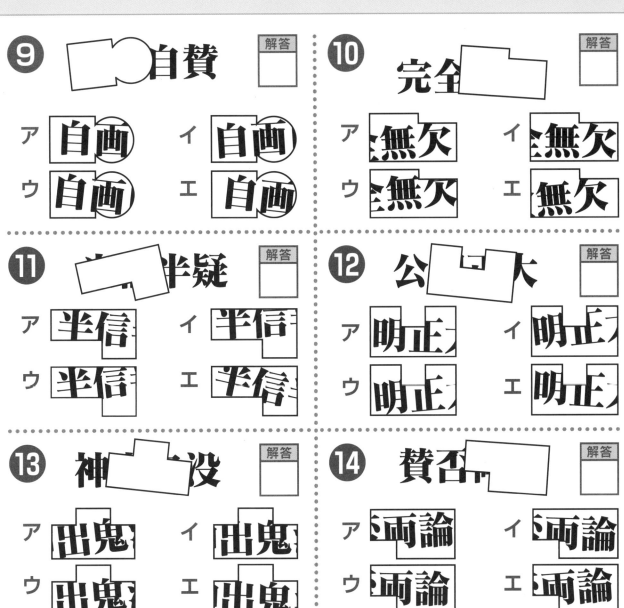

❾ ◯◯自賛　解答□
ア 自画　イ 自画
ウ 自画　エ 自画

❿ 完全◯◯　解答□
ア 無欠　イ 無欠
ウ 無欠　エ 無欠

⓫ ◯◯半疑　解答□
ア 半信　イ 半信
ウ 半信　エ 半信

⓬ 公◯◯大　解答□
ア 明正　イ 明正
ウ 明正　エ 明正

⓭ 神◯◯役　解答□
ア 出鬼　イ 出鬼
ウ 出鬼　エ 出鬼

⓮ 賛否◯◯　解答□
ア 両論　イ 両論
ウ 両論　エ 両論

⓯ 意味◯◯　解答□
ア 深長　イ 深重
ウ 深重　エ 深長

⓰ 独断◯◯　解答□
ア 専行　イ 先行
ウ 博行　エ 先行

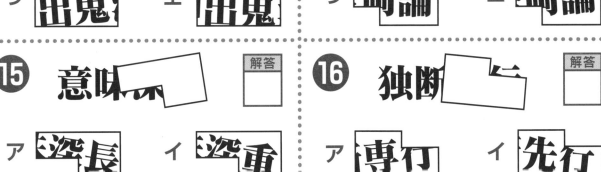

難易度……3 ★★★★★

対面の数字を足すと7になるサイコロの性質を利用したドリルです。各問、サイコロの展開図が3つずつ示されています。その展開図にあるABCに、1～6のどの数字が入るかを答えてください。

実践日 □月 □日

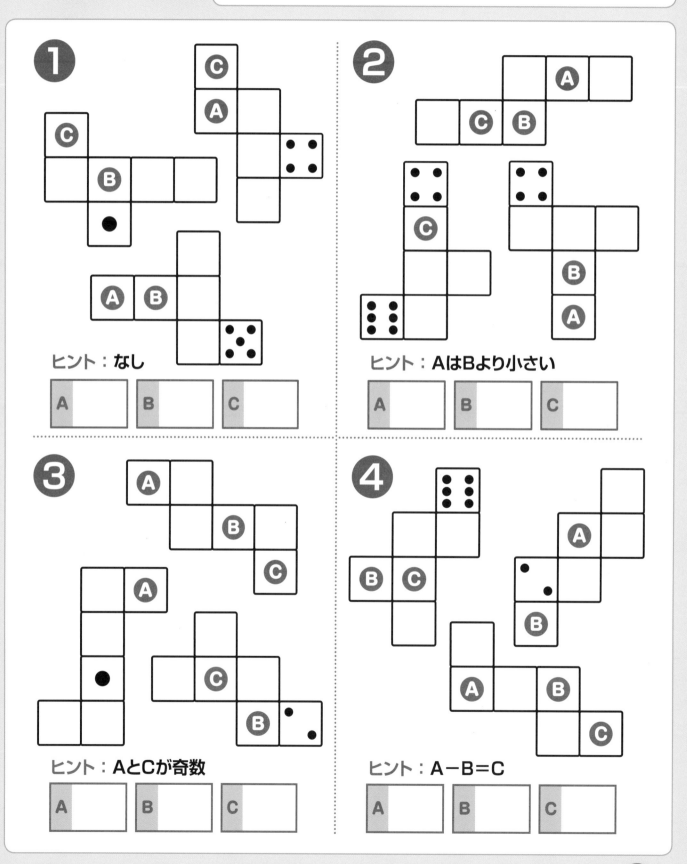

❶ ヒント：なし

| A | | B | | C | |
|---|---|---|---|---|---|

❷ ヒント：AはBより小さい

| A | | B | | C | |
|---|---|---|---|---|---|

❸ ヒント：AとCが奇数

| A | | B | | C | |
|---|---|---|---|---|---|

❹ ヒント：A－B＝C

| A | | B | | C | |
|---|---|---|---|---|---|

解答 ❶A3 B2 C6　❷A2 B3 C5　❸A3 B4 C5　❹A4 B3 C1

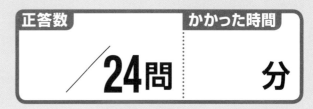

サイコロは対面の数字を足すと「7」になります。ヒントを参考にして、指定された場所に入る数字が何かを答えましょう。一時記憶を司る海馬が鋭く刺激され、思考力も高まります。

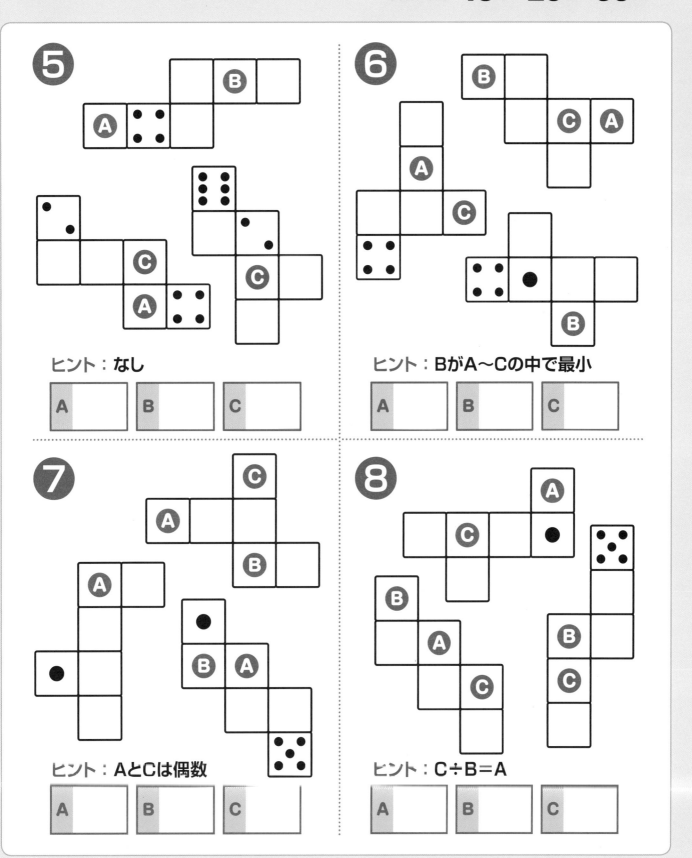

**❺** ヒント：なし

| A | | B | | C | |

**❻** ヒント：BがA〜Cの中で最小

| A | | B | | C | |

**❼** ヒント：AとCは偶数

| A | | B | | C | |

**❽** ヒント：C÷B＝A

| A | | B | | C | |

難易度……4 ★★★★★

問題のA～D、I～Lは、提示されている都道府県にない市区名を1つ選び、その番号を答えてください。問題のE～H、M～Pは、提示されている都道府県にある市区名を1つ選び、その番号を答えてください。

実践日　　月　　日

## 問題の都道府県にない場所を①～⑤の中から1つ選んでください。

### A　千葉県
①銚子　④加古川
②木更津　⑤船橋
③勝浦
答え

### C　愛知県
①上尾　④豊田
②豊橋　⑤春日井
③岡崎
答え

### B　新潟県
①長岡　④上越
②三条　⑤魚沼
③天理
答え

### D　広島県
①呉　④三次
②尾道　⑤嬉野
③福山
答え

## 問題の都道府県にある場所を①～⑤の中から1つ選んでください。

### E　青森県
①牛久　④弘前
②我孫子　⑤小樽
③海南
答え

### G　高知県
①中津　④土佐
②新座　⑤霧島
③成田
答え

### F　石川県
①四日市　④出雲
②小松　⑤大牟田
③みよし
答え

### H　佐賀県
①善通寺　④伊勢崎
②綾部　⑤足利
③唐津
答え

## 思い出す力がアップ!

問題に提示されている都道府県にある、もしくは、ない市や区を選択肢から選ぶ脳トレです。想起力の向上に役立つほか、注意力のアップにも大変効果的です。

| 正答数 | かかった時間 |
|---|---|
| ／16問 | 分 |

🕐 目標時間　50代まで **15分**　60代 **20分**　70代以上 **25分**

---

### 問題の都道府県にない場所を①〜⑤の中から1つ選んでください。

**I 東京都**
①青梅　④町田
②大和　⑤東村山
③調布　　答え□

**K 京都府**
①舞鶴　④福知山
②綾部　⑤柏
③宇治　　答え□

**J 長野県**
①日光　④小諸
②松本　⑤安曇野
③上田　　答え□

**L 鹿児島県**
①奄美　④枕崎
②指宿　⑤出水
③宝塚　　答え□

### 問題の都道府県にある場所を①〜⑤の中から1つ選んでください。

**M 栃木県**
①小平　④宇都宮
②桶川　⑤あきる野
③桐生　　答え□

**O 岡山県**
①平塚　④紋別
②坂出　⑤倉敷
③宇城　　答え□

**N 岐阜県**
①長久手　④海老名
②大垣　⑤狭山
③燕　　答え□

**P 山口県**
①下関　④魚津
②大津　⑤美濃
③沼津　　答え□

# ひらがな計算

**難易度……4** ★★★★★

ひらがなで書かれた計算式を、頭の中で数字と＋・－の計算記号に置き換えて解答を導き出してください。数字は1桁か2桁です。できるだけメモをしないで、暗算で計算していきましょう。

実践日　　月　　日

❶ にたすさんひくいちたすごひくよん＝

❷ いちたすろくひくさんひくにたすご＝

❸ よんひくさんたすはちひくにひくろく＝

❹ きゅうひくろくひくにたすよんひくいち＝

❺ ななたすはちひくよんひくごたすろく＝

❻ いちたすよんたすごひくさんひくにたすろく＝

❼ はちひくさんひくよんたすにたすいちたすご＝

❽ ごたすろくたすにひくいちひくさんひくよん＝

❾ ななひくごたすさんたすよんひくろくたすはち＝

❿ ろくたすななひくごたすきゅうひくさんたすよん＝

⓫ じゅういちたすよんひくさんたすじゅう＝

⓬ じゅうにたすごひくはちたすじゅうさん＝

⓭ じゅうきゅうひくろくひくごたすじゅうろく＝

⓮ ろくたすにじゅうにひくにじゅういちたすご＝

⓯ ごじゅうひくにじゅうななたすきゅうたすはち＝

⓰ じゅうごたすにじゅうごひくじゅうたすさんじゅう＝

⓱ にじゅうななひくじゅうななたすさんじゅうよんたすじゅう＝

⓲ じゅうはちひくじゅうよんたすよんじゅうごたすごじゅう＝

解答　①5 ②7 ③1 ④4 ⑤12 ⑥11 ⑦9 ⑧5 ⑨11 ⑩18 ⑪22 ⑫22 ⑬24 ⑭12 ⑮40 ⑯60 ⑰54 ⑱99

# 暗算力と集中力を強化!

「3+9+7-4」を「さんたすきゅうたすななひくよん」と、ひらがなで表記された計算式を頭の中で数字に置き換えて暗算する脳トレです。暗算力と集中力が磨かれます。

❶⓽ いちたすにたすごひくさんたすろく＝ ☐

⓴ さんひくにたすいちたすよんひくご＝ ☐

㉑ よんたすにひくさんひくいちたすなな＝ ☐

㉒ ななひくよんたすろくたすはちひくきゅう＝ ☐

㉓ はちたすごひくさんたすななたすに＝ ☐

㉔ にたすさんたすごひくよんひくいちたすなな＝ ☐

㉕ ろくひくごたすにひくいちたすよんたすはち＝ ☐

㉖ よんたすはちたすにひくろくひくさんたすご＝ ☐

㉗ ななひくさんたすはちたすきゅうひくよんたすいち＝ ☐

㉘ ななたすごたすよんひくきゅうたすさんたすはち＝ ☐

㉙ じゅうごひくごたすじゅうにひくに＝ ☐

㉚ じゅうたすよんひくごたすじゅうろく＝ ☐

㉛ にじゅうはちひくはちたすじゅうごたすよん＝ ☐

㉜ ごじゅういちひくろくひくごたすじゅうに＝ ☐

㉝ じゅうにたすろくじゅうごひくはちひくきゅう＝ ☐

㉞ じゅうななたすじゅうさんひくにじゅうたすろくじゅうなな＝ ☐

㉟ じゅうよんたすじゅうごひくにじゅうにたすごじゅうきゅう＝ ☐

㊱ ろくじゅうひくさんじゅうごたすじゅうにひくにじゅうはち＝ ☐

# 1本道作りパズル

難易度……3 ★★★★★

スタートからすべての白いマスを1回だけ通って、ゴールに到着するよう線を引いてください。マスは上下左右のみに移動できて、黒マスは通れないものとします。答えは何通りもあり、うまくできれば正解とします。

実践日　　月　　日

❶

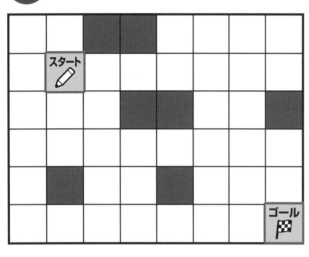

❷

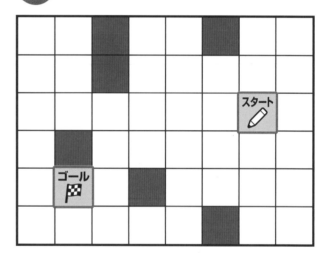

❸

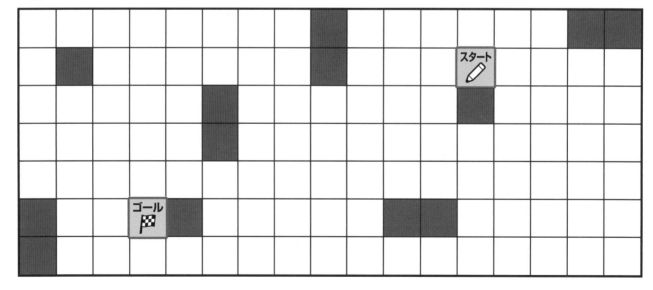

解答は72ページをご覧ください。

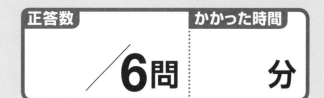

## 脳活ポイント

# 脳の方向感覚を強める！

碁盤の目の問題の白マスをすべて通り、スタートから
ゴールまで1本線を引く脳トレです。脳の方向感覚をつか
む能力のほか、集中力・注意力・思考力が強まります。

| 正答数 | かかった時間 |
|---|---|
| ／6問 | 分 |

目標時間　50代まで **15分**　60代 **20分**　70代以上 **25分**

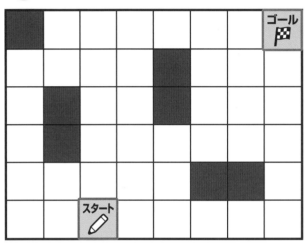

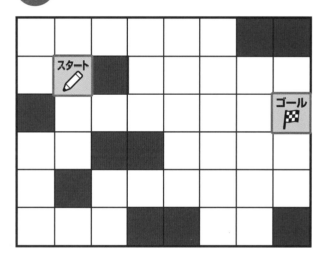

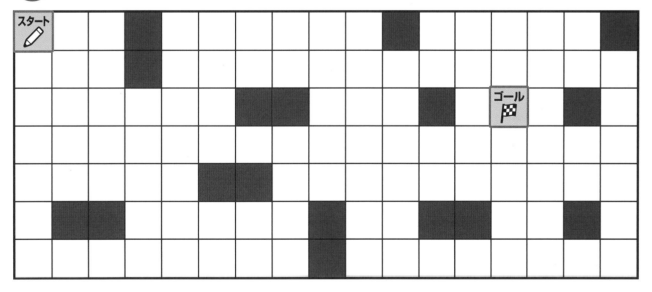

解答は72ページをご覧ください。

35

難易度……4 ★★★★★

各問には4つの三字熟語が並んでいます。それぞれの三字熟語の空欄(□)①～④の漢字を組み合わせると四字熟語になるので、①～④に入る漢字を推理して解答欄に記入してください。

実践日　　月　　日

❶
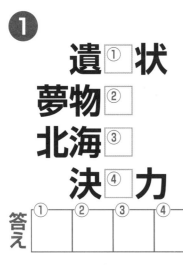
遺①状
夢物②
北海③
決④力
答え ① ② ③ ④

❷
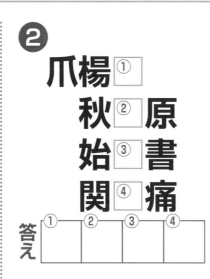
爪楊①
秋②原
始③書
関④痛
答え ① ② ③ ④

❸
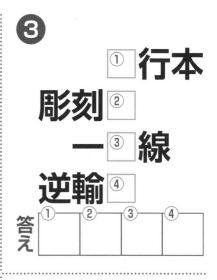
①行本
彫刻②
一③線
逆輪④
答え ① ② ③ ④

❹
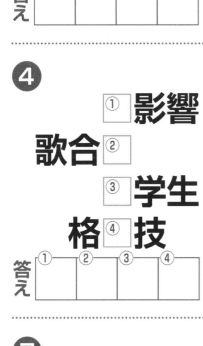
①影響
歌合②
③学生
格④技
答え ① ② ③ ④

❺
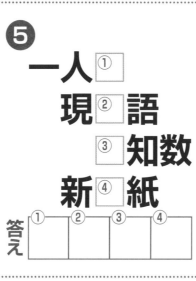
一人①
現②語
③知数
新④紙
答え ① ② ③ ④

❻
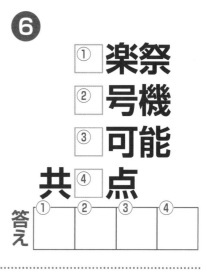
①楽祭
②号機
③可能
共④点
答え ① ② ③ ④

❼
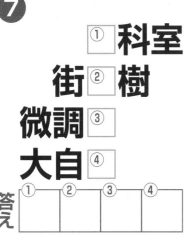
①科室
街②樹
微調③
大自④
答え ① ② ③ ④

❽
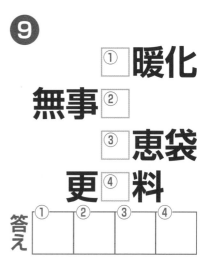
疑①視
禅問②
白③垢
画④紙
答え ① ② ③ ④

❾
①暖化
無事②
③恵袋
更④料
答え ① ② ③ ④

解答
❶言語道断　❺前後半期　❼街路樹脂　❸東方見人　❾温暖前線

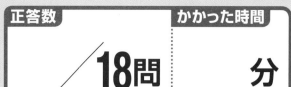

# 脳活ポイント
## 語彙力強化の漢字パズル！

| 正答数 | かかった時間 |
|---|---|
| ／18問 | 分 |

各問の4つの三字熟語の空欄に入る漢字を推理し、それらの漢字でできる四字熟語を答える脳トレです。語彙が増えるほか、認知力・推理力の鍛錬にもなります。

目標時間　50代まで **20分**　60代 **30分**　70代以上 **40分**

---

**⑩**

自①識
熱②球
③開票
雪④戦

答え　①②③④

**⑪**

①細胞
②文学
説③文
不愉④

答え　①②③④

**⑫**

凱旋①
紫②線
心③全
演④家

答え　①②③④

---

**⑬**

①養素
②山水
最③期
④弱死

答え　①②③④

**⑭**

①周年
得②先
③門医
小④者

答え　①②③④

**⑮**

所①権
狂②師
現③味
銀④員

答え　①②③④

---

**⑯**

充①器
②合成
③鹸水
活④山

答え　①②③④

**⑰**

容①者
初②者
丸③記
④怒川

答え　①②③④

**⑱**

閑①鳥
古②集
③京都
④遊記

答え　①②③④

37

# 時間計算

時間に関する足し算・引き算です。それぞれ計算し、解答欄に示された単位にして□に答えを書き入れてください。単位は、解答欄にある大きなほうを基準にします（例・1時間5分5秒を分と秒にすると、65分5秒となる）。

実践日　　月　　日

❶ 45分＋10分＋25分＋35分＋50分

　┗▶ □ 時間 □ 分

❷ 10分20秒＋35分35秒＋15分40秒

　┗▶ □ 秒

❸ 30分45秒＋50分10秒＋25分35秒＋7分20秒

　┗▶ □ 時間 □ 分 □ 秒

❹ 5時間10分20秒＋1時間32分5秒＋20分40秒

　┗▶ □ 分 □ 秒

❺ 50分－18分＋43分－24分＋57分

　┗▶ □ 時間 □ 分

❻ 6分32秒－3分17秒＋8分8秒

　┗▶ □ 秒

❼ 37分43秒－12分23秒＋55分20秒＋46分32秒

　┗▶ □ 時間 □ 分 □ 秒

❽ 7時間25分11秒＋15時間8秒－5時間17分13秒

　┗▶ □ 分 □ 秒

解答　❶2時間45分　❷369分5秒　❸1時間53分50秒　❹423分5秒　❺1時間48分　❻683秒　❼2時間7分12秒　❽1028分6秒

🔆 脳活ポイント

## 計算力を鍛える脳トレ！

時間、分、秒の単位で示された数式を計算し、解答欄にある単位で答える脳トレです。計算力や思考力など、脳の認知機能を全般的に鍛える効果が期待できます。

| 正答数 | かかった時間 |
|---|---|
| ／16問 | 分 |

🕐 目標時間　50代まで **20**分　60代 **30**分　70代以上 **40**分

⑨ 10分＋50分＋45分＋25分＋15分

　　┗▶ ☐ 時間　☐ 分

⑩ 8分20秒＋10分19秒＋2分40秒

　　┗▶ ☐ 秒

⑪ 40分5秒＋15分25秒＋55分51秒＋25分35秒

　　┗▶ ☐ 時間　☐ 分　☐ 秒

⑫ 3時間30分33秒＋1時間15分30秒＋45分50秒

　　┗▶ ☐ 分　☐ 秒

⑬ 29分＋57分－12分＋30分－22分

　　┗▶ ☐ 時間　☐ 分

⑭ 21分11秒＋41分38秒－5分9秒

　　┗▶ ☐ 秒

⑮ 53分45秒－22分13秒＋35分5秒－2分33秒

　　┗▶ ☐ 時間　☐ 分　☐ 秒

⑯ 9時間14分51秒－3時間8分21秒－4時間16秒

　　┗▶ ☐ 分　☐ 秒

# ことわざ間違い探し

難易度……3 ★★★★★

各問には、身近に使われる慣用句・ことわざが並んでいますが、それぞれ1ヵ所、間違った漢字が使われています。その間違った漢字を見つけて、正しい漢字に改めてください。

実践日　　月　　日

❶ 怨を仇で返す　　誤□ ▶ 正□

❷ 心臓に草が生えている　　誤□ ▶ 正□

❸ 粘貢の納めどき　　誤□ ▶ 正□

❹ 掘る子は育つ　　誤□ ▶ 正□

❺ 反る杭は打たれる　　誤□ ▶ 正□

❻ 悪戦身につかず　　誤□ ▶ 正□

❼ 心より団子　　誤□ ▶ 正□

❽ 芸は身を預ける　　誤□ ▶ 正□

❾ 笑う角には福来る　　誤□ ▶ 正□

❿ 猫に評判　　誤□ ▶ 正□

⓫ 身を捨ててこそ浮かぶ背もあれ　　誤□ ▶ 正□

⓬ 三人居れば文殊の知恵　　誤□ ▶ 正□

# 注意力や想起力を養う!

| 正答数 | かかった時間 |
|---|---|
| ／24問 | 分 |

身近なことわざや慣用句が、誤った漢字を1字用いた形で提示されています。その誤りを見つけ、正しい漢字に書き換える脳トレです。注意力が身につき想起力の訓練にもなります。

目標時間　50代まで **10分**　60代 **15分**　70代以上 **20分**

⑬ 労骨に鞭打つ　　誤 □ 正▶ □

⑭ 飛ぶ魚を落とす勢い　　誤 □ 正▶ □

⑮ 必舌に尽くし難い　　誤 □ 正▶ □

⑯ 鍋とすっぽん　　誤 □ 正▶ □

⑰ 枯れ木も森の賑わい　　誤 □ 正▶ □

⑱ 鬼を憎んで人を憎まず　　誤 □ 正▶ □

⑲ 破竹の償い　　誤 □ 正▶ □

⑳ 有為天変は世の習い　　誤 □ 正▶ □

㉑ 二階から胃薬　　誤 □ 正▶ □

㉒ 白馬の矢が立つ　　誤 □ 正▶ □

㉓ 怖いものには巻かれろ　　誤 □ 正▶ □

㉔ 夫婦喧嘩は犬も吸わない　　誤 □ 正▶ □

解答　⑬労→老　⑭魚→鳥　⑮必→筆　⑯鍋→月　⑰森→山　⑱鬼→罪　⑲償→報　⑳天→転　㉑胃→目　㉒馬→羽　㉓巻→長　㉔吸→食

**難易度……4** ★★★★★

実践日 　月　日

数日前に撮った記念写真を見ながら、各自、自分がどこにいるかを話しています。その内容から推測して、誰がどの位置にいたかを答えてください。ページ下にある解答は、左端の人から順に示しています。

## ❶

A「左から2番めに立っています」

C「右端にいて、あまり目立ちませんでした」

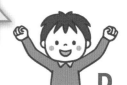
D「Bよりも右側にいましたよ」

B「隣にはおとなしいAがいました」

E「隣にいたCとは撮影直前まで話してました」

中央▼

並び順　左側 □□□□□ 右側

## ❷

A「私とEの間には1人います」

D「仲がいいBは隣にいませんでした」

E「Fよりも左側に立っていました」

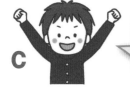
B「左隣は、頭のいいCでした」

F「右から2番めにいます」

C「真ん中に立っていて驚きました」

G「右隣がEで、いい写真が撮れました」

中央▼

並び順　左側 □□□□□□□ 右側

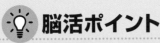
脳活ポイント

# 推理力と論理力を育む!

記念写真を5〜7人で見ながら、それぞれ自分がどこにいるかがセリフになっています。その内容から、記念写真のどの位置に誰がいたかを当てるドリルです。推理力・論理力といった思考力が向上します。

| 正答数 | かかった時間 |
|---|---|
| /4問 | 分 |

目標時間  50代まで **15分**  60代 **20分**  70代以上 **25分**

❸

A

隣にDはいませんでした

B

右から2番めで、目を閉じて写っていました

C

隣に映画好きのAがいました

D

右隣にいたのがおさななじみのBです

人気者のDよりも右側にいました

E

中央▼

並び順 | 左側 | | | | | | 右側 |

❹

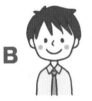
A

左隣にいたのは仲がいいEです

D

Aよりも左側にいます

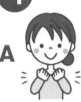
B

左端で、ガッツポーズをしています

E

真ん中にいて、両隣と肩を組んでいました

F

私と仲がいいAの間に1人いましたね

C

落語好きのFよりも右側にいました

G

左端でも右端でもありませんでした

中央▼

並び順 | 左側 | | | | | | | 右側 |

難易度……4 ★★★★★

各問、指定された画数の漢字を5つ並べようとしましたが、そのうちの1文字だけ違った画数の漢字になってしまいました。その漢字が何か、またその漢字の正しい画数を答えてください。

実践日

□ 月 □ 日

❶ **6画の漢字**

汗・式・安・圭・別

□ は □ 画

❷ **7画の漢字**

委・伸・助・君・沢

□ は □ 画

❸ **8画の漢字**

免・刷・受・命・芸

□ は □ 画

❹ **9画の漢字**

冒・祖・胃・肩・草

□ は □ 画

❺ **10画の漢字**

彩・晃・症・浸・栗

□ は □ 画

❻ **11画の漢字**

液・猪・張・富・婦

□ は □ 画

❼ **12画の漢字**

滑・等・棒・満・散

□ は □ 画

❽ **13画の漢字**

触・様・農・福・聖

□ は □ 画

解答 ❶別は7画 ❷委は8画 ❸芸は7画 ❹冒は8画 ❺彩は11画 ❻富は12画 ❼滑は13画 ❽様は14画

# 注意力が断然強まる！

| 正答数 | かかった時間 |
|---|---|
| ／16問 | 分 |

5つ並んでいる漢字の中から、画数が1つだけ違う漢字を探し出し、その漢字の画数が何画かを答える脳トレです。注意力や想起力、推理力が大いに鍛えられます。

🕐 目標時間　50代まで **20分**　60代 **30分**　70代以上 **40分**

---

**⑨**

## 6画の漢字

年・朱・有・曲・辺

☐ は ☐ 画

**⑩**

## 7画の漢字

囲・妨・弟・形・机

☐ は ☐ 画

**⑪**

## 8画の漢字

届・東・券・承・車

☐ は ☐ 画

**⑫**

## 9画の漢字

点・金・秋・神・茶

☐ は ☐ 画

**⑬**

## 10画の漢字

恩・書・桃・留・商

☐ は ☐ 画

**⑭**

## 11画の漢字

票・報・紳・術・視

☐ は ☐ 画

**⑮**

## 12画の漢字

殖・湧・着・愛・統

☐ は ☐ 画

**⑯**

## 13画の漢字

鉄・跳・資・預・算

☐ は ☐ 画

# ないもの計算

**難易度……3** ★★★★★

各問、3つのボードからなる計算式があります。ボードには、0〜9の数字で1つだけ足りないものがあり、その数字で計算式を成立させて答えを導いてください。解答欄には、計算式も記してあります。

実践日 ☐月 ☐日

① $\boxed{67789\ 14502}$ + $\boxed{2\ 1796\ 20375\ 8}$ + $\boxed{9730\ 56284}$ = ☐

② $\boxed{2768\ 4\ 3109}$ − $\boxed{79361\ 4805}$ + $\boxed{1658\ 3029}$ = ☐

③ $\boxed{2685\ 6\ 40173}$ + $\boxed{2475\ 8\ 193}$ − $\boxed{4703\ 6\ 2591}$ = ☐

④ $\boxed{9820\ 3\ 7451}$ × $\boxed{2518\ 0\ 46\ 39}$ − $\boxed{0517\ 9\ 3648}$ = ☐

⑤ $\boxed{9147\ 0\ 536}$ × $\boxed{658\ 9\ 1034}$ + $\boxed{7152\ 3480}$ = ☐

⑥ $\boxed{4823\ 7190\ 6}$ × $\boxed{2194\ 0\ 3756}$ ÷ $\boxed{5378\ 62901}$ = ☐

⑦ $\boxed{4097\ 2\ 1586}$ × $\boxed{679\ 5820\ 4}$ × $\boxed{5612\ 4890}$ = ☐

**解答** ①3+4+1=8 ②5−2+7=10 ③9+0−8=1 ④6×7−2=40 ⑤2×7+6=20 ⑥5×8÷4=10 ⑦3×3×7=63

# 視覚野が強まる新計算!

| 正答数 | かかった時間 |
|---|---|
| ／14問 | 分 |

3つのボードの中にある0〜9の数字の中から、1つだけ足りない数字を探し、その3つの数字で計算をする脳トレです。計算力を鍛えるだけでなく、注意力も磨かれます。

🕐 目標時間　50代まで **15分**　60代 **20分**　70代以上 **25分**

⑧ 5 7 9 4 / 8 2 0 6 1 ＋ 0 1 7 4 / 3 2 9 5 8 ＋ 5 6 7 3 / 0 2 4 7 8 ＝ ☐

⑨ 9 5 3 8 / 7 2 4 6 0 ＋ 4 9 5 6 / 3 2 8 10 − 9 8 4 2 / 1 0 6 7 5 ＝ ☐

⑩ 6 9 1 5 2 / 7 3 4 0 ＋ 7 5 9 2 / 0 4 3 6 8 − 9 0 4 / 1 6 3 2 8 7 ＝ ☐

⑪ 1 3 8 2 / 0 5 4 6 7 × 6 8 7 3 / 2 4 9 5 0 ＋ 7 9 5 1 / 0 8 3 6 2 ＝ ☐

⑫ 5 2 0 7 6 / 7 9 3 8 × 0 2 9 / 4 1 6 7 5 3 − 8 6 0 1 / 7 5 4 9 3 ＝ ☐

⑬ 1 9 6 7 0 / 8 3 5 2 × 4 0 7 6 / 9 8 1 3 5 × 3 1 2 6 / 8 4 5 7 0 ＝ ☐

⑭ 1 3 5 9 / 6 1 4 0 2 × 0 2 8 1 / 7 3 9 5 ÷ 6 4 7 8 / 0 5 9 1 2 ＝ ☐

**難易度……4** ★★★★★

各問、鏡に映すと正しい文字が現れる「鏡文字」が12個表示されています。鏡文字を頭の中で正しい文字に変換したうえで、すべての文字を1度使って3文字・4文字・5文字の熟語をそれぞれ1つずつ作ってください。

実践日　[ ]月[ ]日

**Ⓐ**

| 言 | 姪 | 読 | 否 |
|---|---|---|---|
| 同 | 不 | 異 | 兵 |
| 金 | 鉄 | 行 | 一 |

① ____
② ____
③ ____

**Ⓑ**

| 惣 | 関 | 文 | 貪 |
|---|---|---|---|
| 七 | 三 | 二 | 慕 |
| 書 | 青 | 慰 | 糸 |

① ____
② ____
③ ____

**Ⓒ**

| 小 | 鼠 | 田 | 会 |
|---|---|---|---|
| 千 | 一 | 一 | 題 |
| 宝 | 麒 | 里 | 評 |

① ____
② ____
③ ____

**Ⓓ**

| 二 | 一 | 八 | 金 |
|---|---|---|---|
| 半 | 晩 | 敗 | 端 |
| 太 | 中 | 眼 | 面 |

① ____
② ____
③ ____

48

解答
A ①試行否 ②京都府勤 ③読書感想文　　B ①三角関係 ②二毛作 ③…
C ①士重閣 ②… ③小田原評定　　D ①開運 ②眼… ③中途半端

## 脳活ポイント

# イメージ力を刺激する！

文字を左右に裏返した鏡文字12個を使い、3文字、4文字、5文字の熟語を作る脳トレです。鏡文字を読み取ることでイメージ力をつかさどる右脳が刺激され、想起力も強化されます。

| 正答数 | かかった時間 |
|---|---|
| ／24問 | 分 |

🕐 目標時間　50代まで **15**分　60代 **20**分　70代以上 **25**分

**E**

| 人 | 八 | 戻 | 主 |
|---|---|---|---|
| 最 | 意 | 千 | 妊 |
| 園 | 美 | 甲 | 式 |

① 〔　　　〕
② 〔　　　　〕
③ 〔　　　　　〕

**F**

| 難 | 世 | 滞 | 怒 |
|---|---|---|---|
| 無 | 京 | 居 | 布 |
| 高 | 小 | 民 | 材 |

① 〔　　　〕
② 〔　　　　〕
③ 〔　　　　　〕

**G**

| 太 | 遠 | 弱 | 行 |
|---|---|---|---|
| 無 | 語 | 愛 | 心 |
| 音 | 恋 | 難 | 常 |

① 〔　　　〕
② 〔　　　　〕
③ 〔　　　　　〕

**H**

| 業 | 無 | 話 | 家 |
|---|---|---|---|
| 大 | 家 | 日 | 如 |
| 念 | 散 | 辞 | 育 |

① 〔　　　〕
② 〔　　　　〕
③ 〔　　　　　〕

**難易度……3** ★★★★★

私たちが間違って使うことが多い慣用句や四字熟語に関するドリルです。各問にある言葉を使ったとき、本来正しく用いられるべき言葉を㋐～㋒より1つ選び、□に入れてください。

実践日

□月□日

**❶ うわさが □**
㋐ する
㋑ 立つ
㋒ 上がる

**❺ □ 伝心**
㋐ 以心
㋑ 意心
㋒ 異心

**❷ 借りを □**
㋐ 返す
㋑ 戻す
㋒ 消す

**❻ □ 托生**
㋐ 一連
㋑ 一蓮
㋒ 一練

**❸ 明るみに □**
㋐ なる
㋑ 立つ
㋒ 出る

**❼ 舌が □**
㋐ 急ぐ
㋑ 走る
㋒ 回る

**❹ □ 同音**
㋐ 異区
㋑ 異口
㋒ 異句

**❽ 骨に □**
㋐ 通じる
㋑ わたる
㋒ しみる

# 語彙力がアップする!

間違いやすい慣用句や四字熟語に関する脳トレです。正しく用いられるべき言葉を3択から選びましょう。言語力や語彙力はもちろん、思考力や識別力のアップにも役立ちます。

⏰ 目標時間　50代まで **10分**　60代 **15分**　70代以上 **20分**

❾ 期待□
- ㋐ はずれ
- ㋑ 倒れ
- ㋒ そらし

❿ 公算が□
- ㋐ 浮かぶ
- ㋑ できる
- ㋒ 大きい

⓫ 照準を□
- ㋐ 当てる
- ㋑ 合わせる
- ㋒ つける

⓬ 五里□
- ㋐ 霧中
- ㋑ 夢中
- ㋒ 無中

⓭ □錯誤
- ㋐ 施行
- ㋑ 思行
- ㋒ 試行

⓮ □無垢
- ㋐ 純心
- ㋑ 純真
- ㋒ 純信

⓯ 白羽の矢が□
- ㋐ 当たる
- ㋑ ささる
- ㋒ 立つ

⓰ 寸暇を□
- ㋐ 惜しまず働く
- ㋑ かまわず働く
- ㋒ 惜しんで働く

難易度……4 ★★★★★

4×4マスの問題の枠内には、1〜9の数字が1つずつと○（空欄のこと）が7つ入ります。それぞれ問題の枠の外にある数字は、列に入る数字の合計です。以上のルールにしたがって、空いているマスをすべてうめてください。

実践日

月　　日

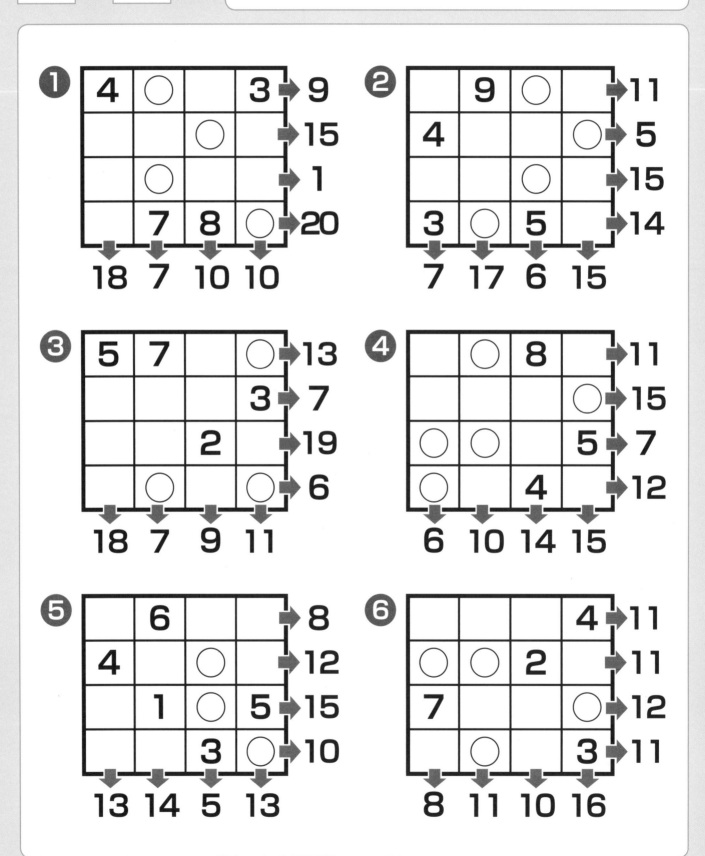

解答は73ページをご覧ください。

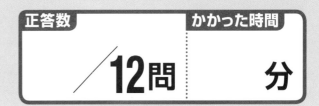

## 脳活ポイント

# 計算力と論理力が向上！

| 正答数 | かかった時間 |
|---|---|
| ／**12**問 | 分 |

🕐 目標時間
50代まで **20**分　60代 **30**分　70代以上 **40**分

　問題の枠外にある各列の合計数になるよう、4×4の枠の中に1〜9の数字を1つずつと、○を7つ書き入れる脳トレです。計算力のほか、思考力と論理力のアップが期待できます。

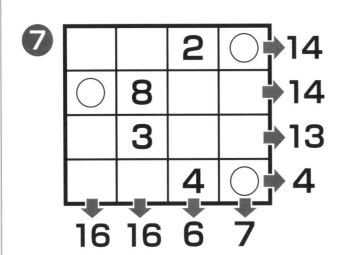

❼

| | | 2 | ○ | ➡14 |
| ○ | 8 | | | ➡14 |
| | 3 | | | ➡13 |
| | | 4 | ○ | ➡4 |

⬇16　⬇16　⬇6　⬇7

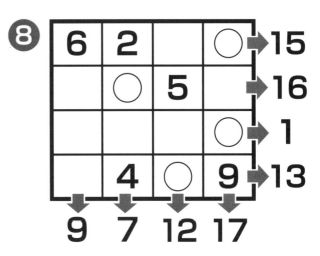

❽

| 6 | 2 | | ○ | ➡15 |
| | ○ | 5 | | ➡16 |
| | | | ○ | ➡1 |
| | 4 | ○ | 9 | ➡13 |

⬇9　⬇7　⬇12　⬇17

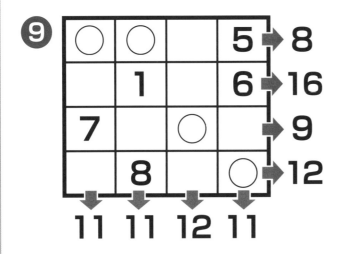

❾

| ○ | ○ | | 5 | ➡8 |
| | 1 | | 6 | ➡16 |
| 7 | | ○ | | ➡9 |
| | 8 | | ○ | ➡12 |

⬇11　⬇11　⬇12　⬇11

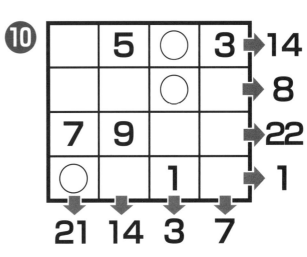

❿

| | 5 | ○ | 3 | ➡14 |
| | | ○ | | ➡8 |
| 7 | 9 | | | ➡22 |
| ○ | | 1 | | ➡1 |

⬇21　⬇14　⬇3　⬇7

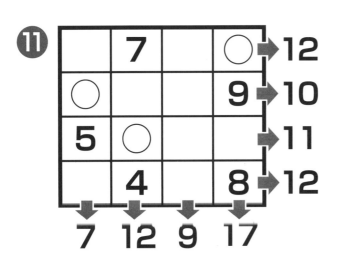

⓫

| | 7 | | ○ | ➡12 |
| ○ | | | 9 | ➡10 |
| 5 | ○ | | | ➡11 |
| | 4 | | 8 | ➡12 |

⬇7　⬇12　⬇9　⬇17

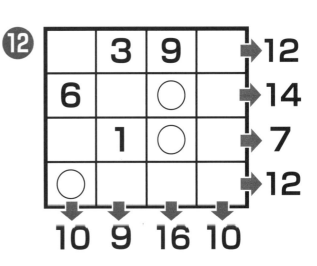

⓬

| | 3 | 9 | | ➡12 |
| 6 | | ○ | | ➡14 |
| | 1 | ○ | | ➡7 |
| ○ | | | | ➡12 |

⬇10　⬇9　⬇16　⬇10

👆 解答は73ページをご覧ください。

# うず巻き熟語しりとり

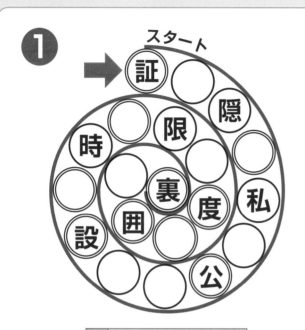

**難易度……5** ★★★★★

うず巻き状に並んだ〇の中に、前後が同じ漢字の二字熟語、三字熟語、四字熟語がしりとりのように並びます。左のリストから漢字を選び、空欄の〇を埋めてください。◎は、熟語の最初と最後の漢字が入る部分です。

実践日　　　月　　　日

❶ スタート

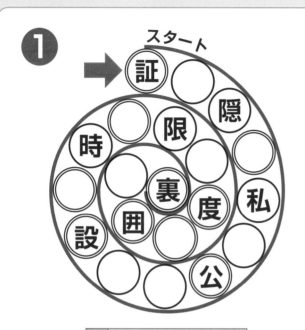

リスト 胸 施 拠 炉 奉
滅 定 共 制 速

❷ スタート

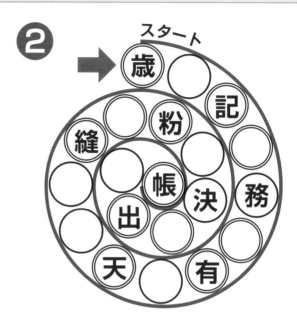

リスト 頂 納 時 飾 所
無 事 衣 製 算

❸ スタート

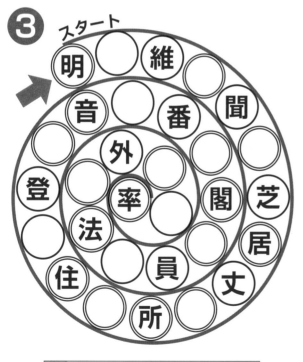

リスト 紙 治 聴 高 議 録 新
民 楽 視 在 度 組 立

❹ スタート

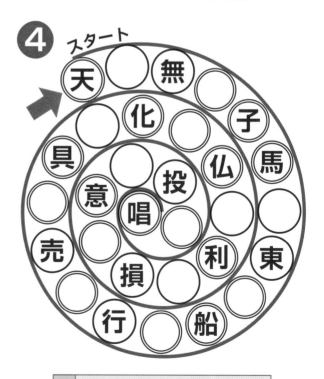

リスト 石 耳 合 下 旅 舎 機
双 失 風 券 気 現 害

解答は73ページをご覧ください。

# 言語中枢を一段と強化!

うず巻き状の解答欄に、前後が同じ漢字になる熟語を
しりとりのように並べる脳トレです。脳の言語中枢である
側頭葉を活性化させるほか注意力向上も期待できます。

| 正答数 | かかった時間 |
|---|---|
| ／ 8問 | 分 |

目標時間 | 50代まで 30分 | 60代 40分 | 70代以上 50分

❺
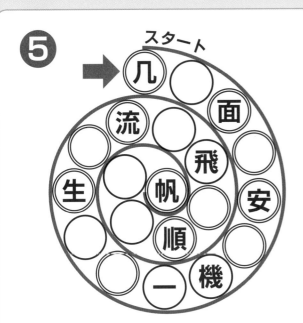

| リスト | 校 心 語 満 帳 物 目 転 言 風 |

❻
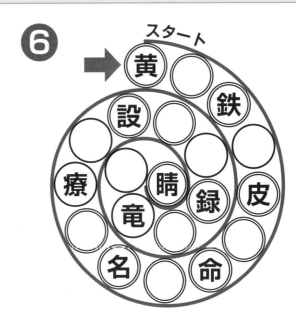

| リスト | 忘 備 題 砂 革 施 画 面 医 点 |

❼
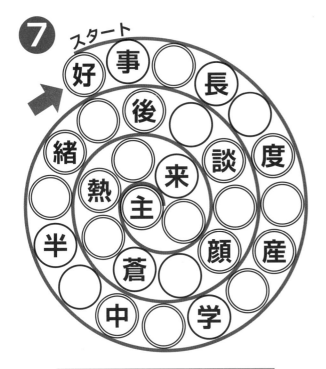

| リスト | 面 科 制 坊 戦 途 家 量 的 白 端 風 日 笑 |

❽
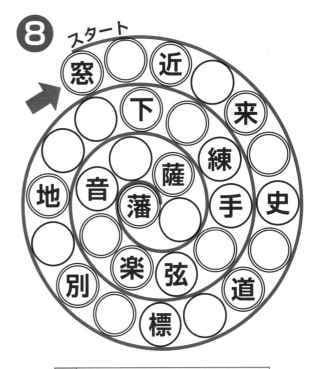

| リスト | 歴 手 天 摩 側 識 未 書 観 盤 路 沈 管 菩 |

難易度……3 ★★★★★

各問のA～Dの4種の重りは、それぞれ重さが異なります。4つのはかりに表示された重さから推測して、A～Dの重りの重さ1つ当たりがそれぞれ何グラムかを答え解答欄に記入してください。

❶
    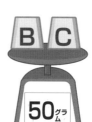

15グラム　75グラム　85グラム　50グラム

解答
A = ＿＿＿ グラム
B = ＿＿＿ グラム
C = ＿＿＿ グラム
D = ＿＿＿ グラム

❷
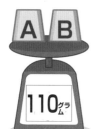 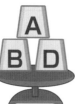  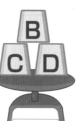  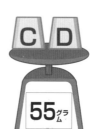

110グラム　130グラム　115グラム　55グラム

解答
A = ＿＿＿ グラム
B = ＿＿＿ グラム
C = ＿＿＿ グラム
D = ＿＿＿ グラム

❸
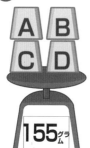 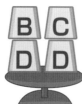 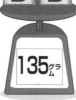 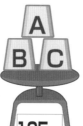  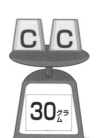

155グラム　135グラム　135グラム　30グラム

解答
A = ＿＿＿ グラム
B = ＿＿＿ グラム
C = ＿＿＿ グラム
D = ＿＿＿ グラム

❹
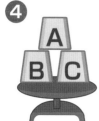 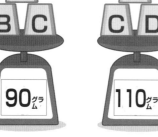 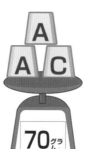 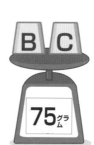

90グラム　110グラム　70グラム　75グラム

解答
A = ＿＿＿ グラム
B = ＿＿＿ グラム
C = ＿＿＿ グラム
D = ＿＿＿ グラム

実践日　　月　　日

# 推理式の計算訓練!

各問の4つのはかりに表示された重さを見て、A〜Dの重りがそれぞれ何グラムかを答える脳トレです。推理力・思考力・計算力のトレーニングになります。5グラム単位の間違いに注意しましょう。

🕐 目標時間　50代まで **10分**　60代 **20分**　70代以上 **30分**

❺
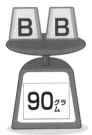 90グラム
 95グラム
 190グラム
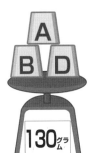 130グラム

解答
A = ＿＿ グラム
B = ＿＿ グラム
C = ＿＿ グラム
D = ＿＿ グラム

❻
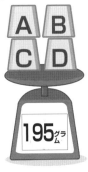 195グラム
 65グラム
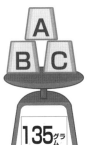 135グラム
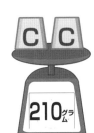 210グラム

解答
A = ＿＿ グラム
B = ＿＿ グラム
C = ＿＿ グラム
D = ＿＿ グラム

❼
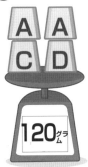 120グラム
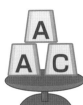 90グラム
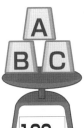 100グラム
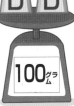 100グラム

解答
A = ＿＿ グラム
B = ＿＿ グラム
C = ＿＿ グラム
D = ＿＿ グラム

❽
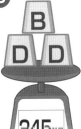 245グラム
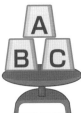 200グラム
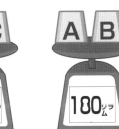 180グラム
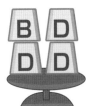 325グラム

解答
A = ＿＿ グラム
B = ＿＿ グラム
C = ＿＿ グラム
D = ＿＿ グラム

## 難易度……3 ★★★★★

簡単な計算問題と漢字の読み書きの問題が合計で90題出題されています。どれも簡単な問題なので、答えを速やかに解答欄に書いてください。右上にある年代別の目標時間内に解くことをめざしましょう。

実践日　　月　　日

❶ 1×5 ▶

❷ 2＋2 ▶

❸ 細胞 ▶

❹ 10÷2 ▶

❺ でぐち ▶

❻ 5÷5 ▶

❼ 大衆 ▶

❽ ゆうびん ▶

❾ 12−5 ▶

❿ 18÷9 ▶

⓫ 児童 ▶

⓬ 3＋1 ▶

⓭ ぎんこう ▶

⓮ 必見 ▶

⓯ 4×3 ▶

⓰ 8×0 ▶

⓱ 5＋4 ▶

⓲ 転校 ▶

⓳ 7−2 ▶

⓴ 想定 ▶

㉑ 40÷20 ▶

㉒ 豆腐 ▶

㉓ へんきん ▶

㉔ 11×1 ▶

㉕ 12÷6 ▶

㉖ えがお ▶

㉗ 破壊 ▶

㉘ 1＋5 ▶

㉙ にんぎょ ▶

㉚ 9−9 ▶

㉛ らくえん ▶

㉜ 6×2 ▶

㉝ 活躍 ▶

㉞ じつわ ▶

㉟ 30÷3 ▶

㊱ 関心 ▶

㊲ 2＋3 ▶

㊳ けんこう ▶

㊴ 契約 ▶

㊵ 10−7 ▶

㊶ しぜん ▶

㊷ 5＋10 ▶

㊸ 担当 ▶

㊹ 30÷6 ▶

㊺ 存在 ▶

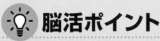

## 脳活ポイント

# 脳の前頭前野を刺激！

簡単な計算問題と漢字の読み書きを素早く解いていく脳トレです。時間内に多数の問題を正しく解くため、集中力や注意力が特に鍛えられます。漢字の読み書きは、解答以外の正答もあります。

| 正答数 | かかった時間 |
|---|---|
| ／90問 | 分 |

🕐 目標時間　50代まで **6分**　60代 **10分**　70代以上 **15分**

㊻ 6＋0 ▶

㊼ 7×2 ▶

㊽ 返還 ▶

㊾ 2＋10 ▶

㊿ ぼうさい ▶

51 60÷3 ▶

52 解釈 ▶

53 しょっき ▶

54 18－8 ▶

55 28÷4 ▶

56 変更 ▶

57 9＋2 ▶

58 かいしゃ ▶

59 機嫌 ▶

60 3＋4 ▶

61 研究 ▶

62 4×4 ▶

63 つよき ▶

64 17－9 ▶

65 補欠 ▶

66 17÷17 ▶

67 9×2 ▶

68 3＋6 ▶

69 行進 ▶

70 15÷5 ▶

71 げんじつ ▶

72 7－4 ▶

73 11＋8 ▶

74 監査 ▶

75 5×2 ▶

76 どうろ ▶

77 短期 ▶

78 12÷4 ▶

79 いんさつ ▶

80 童顔 ▶

81 9×7 ▶

82 3＋8 ▶

83 規準 ▶

84 はんだん ▶

85 5－3 ▶

86 会館 ▶

87 18÷6 ▶

88 7＋2 ▶

89 民事 ▶

90 しんりん ▶

解答　㊻6　㊼14　㊽へんかん　㊾12　㊿防災　5120　52かいしゃく　53食器　5410　557　56へんこう　579　58会社　59きげん　607　61けんきゅう　6216　63強気　648　65ほけつ　661　6718　689　69こうしん　703　71現実　723　7319　74かんさ　7510　76道路　77たんき　783　79印刷　80どうがん　8163　8211　83きじゅん　84判断　852　86かいかん　873　889　89みんじ　90森林

59

難易度……3 ★★★★★

三字熟語、四字熟語を構成する漢字が、4分の1ヵ所、もしくは4分の1×2ヵ所しか表示されていません。正しくは何の漢字かをそれぞれのページのリストから1つずつ選び、マスに書き入れてください。

## リスト　1回ずつ、すべての漢字を用います

全　年　必　口　八　本　音　会　如　目　状　威　家　家
街　面　安　一　手　商　内　婦　異　堂　点　百　勝　力
紅　長　賀　同　政　願　年　先　風　忘　他　々　店　躍

❶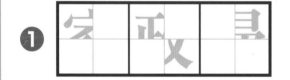

❷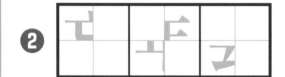

❸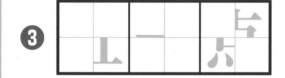

❹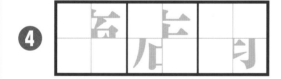

❺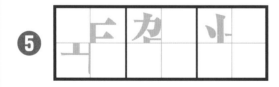

❻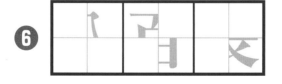

❼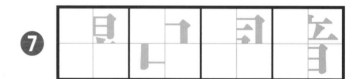

❽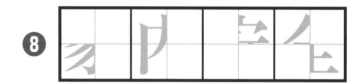

❾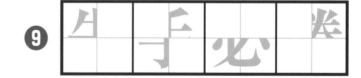

❿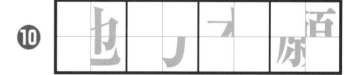

⓫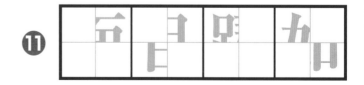

⓬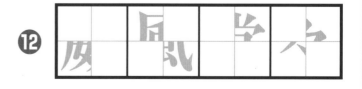

# 新感覚の漢字パズル！

4分の1、もしくは4分の2しか表示されていない漢字が何かをヒントから選び、三字熟語・四字熟語を作る脳トレです。発想力・思考力・推理力が特に鍛えられます。

🕐 目標時間　50代まで **20分**　60代 **25分**　70代以上 **30分**

---

## リスト　1回ずつ、すべての漢字を用います

快 中 攻 覧 用 車 面 日 苦 心 暗 薄 山 単
闘 模 光 手 次 悪 不 棒 命 頂 人 浴 落 小
馬 難 見 索 切 仏 野 純 戦 物 観 明 美 遊

⑬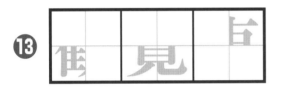

⑲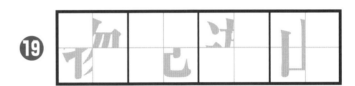

⑭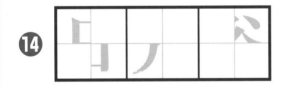

⑳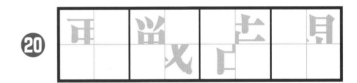

⑮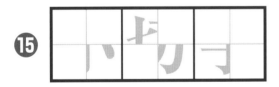

㉑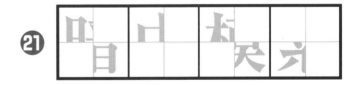

⑯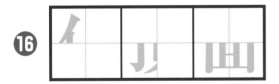

㉒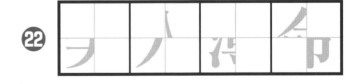

⑰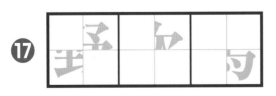

㉓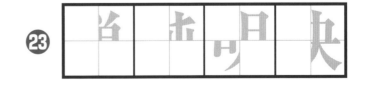

⑱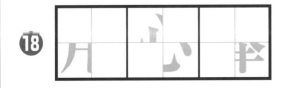

㉔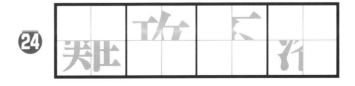

難易度……**3** ★★★★★

各問に提示した日本語に最も関連の深い英単語を⑦～①の選択肢から1つ選んで、解答欄に答えを書いてください。日本語の英訳を答える問題ではありません。解答のカッコ内は、答えの英単語の和訳です。

実践日

☐ 月 ☐ 日

**❶ 野球**

⑦pitcher ⑦picture
⑦butter ①patrol

答え ☐

**❷ 財布**

⑦many ⑦monkey
⑦money ①monthly

答え ☐

**❸ 食器**

⑦grass ⑦glass
⑦graph ①glad

答え ☐

**❹ 現在・過去・○○**

⑦furniture ⑦father
⑦feather ①future

答え ☐

**❺ 木々**

⑦forest ⑦river
⑦sea ①desert

答え ☐

**❻ オレンジ〜、トマト〜**

⑦joke ⑦juice
⑦journey ①jet

答え ☐

**❼ 赤・黄・青**

⑦signal ⑦singer
⑦cigar ①single

答え ☐

**❽ 強い←→○○**

⑦week ⑦weak
⑦walk ①wake

答え ☐

**❾ 8本足**

⑦octopus ⑦compass
⑦october ①object

答え ☐

**❿ 時間を刻むもの**

⑦wash ⑦wait
⑦wish ①watch

答え ☐

⑥ イ(ジュース) ⑦ ア(信号機) ⑧ イ(弱い) ⑨ ア(タコ) ⑩ エ(腕時計)
❶ ア(投手) ❷ ウ(お金) ❸ イ(コップ) ❹ エ(未来) ❺ ア(森林)

# 推理力と認知力を磨く！

| 正答数 | かかった時間 |
|---|---|
| ／ 20問 | 分 |

各問の日本語の言葉に最も関連の深い英単語を、選択肢の中から選ぶ脳トレです。ふだん使わない英語の意味を考えることで、推理力や認知力が大いに鍛えられます。

🕐 目標時間　50代まで **20分**　60代 **30分**　70代以上 **40分**

---

## ⓫ 体の一部

⑦mantle　⑦mouth
⑦month　⑦mouse

答え

## ⓬ 頭

⑦camp　⑦champ
⑦cap　⑦cup

答え

## ⓭ 誕生日・クリスマス

⑦parent　⑦plant
⑦present　⑦parade

答え

## ⓮ 赤・白・ロゼ

⑦win　⑦wing
⑦wine　⑦wind

答え

## ⓯ 姫路○・大阪○・松本○

⑦kettle　⑦chest
⑦castle　⑦cast

答え

## ⓰ ふじやトキが有名

⑦pine　⑦pencil
⑦apple　⑦orange

答え

## ⓱ ひな祭り・卒業式

⑦July　⑦March
⑦August　⑦December

答え

## ⓲ ひまわり・菊・バラ

⑦flower　⑦floor
⑦frontier　⑦fruit

答え

## ⓳ ○だるま・○国・○かき

⑦show　⑦shoes
⑦shout　⑦snow

答え

## ⓴ バナナ・ヒヨコ・レモン

⑦green　⑦purple
⑦yellow　⑦blue

答え

---

解答　⑪イ（口）　⑫エ（帽子）　⑬ウ（贈り物）　⑭ウ（ワイン）　⑮ウ（城）　⑯ア（松）　⑰イ（三月）　⑱ア（花）　⑲エ（雪）　⑳ア（黄色）

# 言葉モンタージュ

難易度……4 ★★★★★

①～⑥のひらがなは、ある単語に余計な文字を加えたものです。そこに、イ～ヘいずれかのバーを重ね、黒マスが当たる文字を消して読むと、もとの単語が現れます。単語がすべてわかるよう、それぞれ結んでください。

実践日

□月 □日

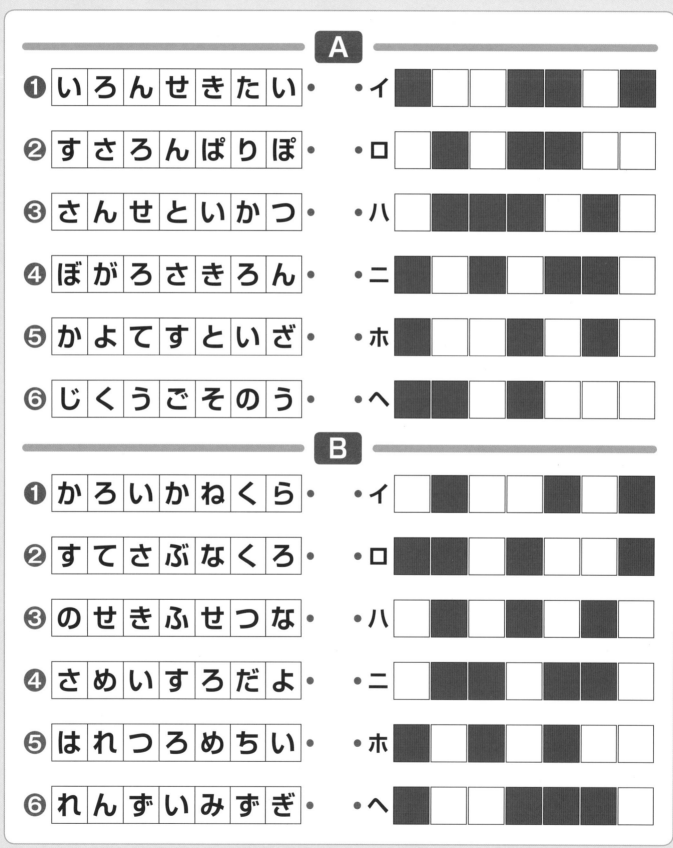

**A**

① いろんせきたい ・ ・イ

② すさろんぱりぽ ・ ・ロ

③ さんせといかつ ・ ・ハ

④ ぼがろさきろん ・ ・ニ

⑤ かよてすといざ ・ ・ホ

⑥ じくうごそのう ・ ・ヘ

**B**

① かろいかねくら ・ ・イ

② すてさぶなくろ ・ ・ロ

③ のせきふせつな ・ ・ハ

④ さめいすろだよ ・ ・ニ

⑤ はれつろめちい ・ ・ホ

⑥ れんずいみずぎ ・ ・ヘ

A ①ロ（いろたい） ②ニ（さんぽ） ③ヘ（せいかつ） ④ハ（ぼきん） ⑤イ（よてい） ⑥ホ（くうそう）
B ①イ（かいくら） ②ヘ（すてろ） ③ロ（せきつ） ④ニ（めいろ） ⑤ハ（はつめい） ⑥ニ（れいぎ）

解答

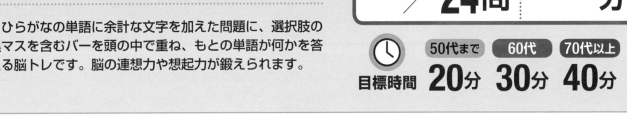

## 脳活ポイント

# 連想力・想起力がアップ！

ひらがなの単語に余計な文字を加えた問題に、選択肢の黒マスを含むバーを頭の中で重ね、もとの単語が何かを答える脳トレです。脳の連想力や想起力が鍛えられます。

| 正答数 | かかった時間 |
|---|---|
| ／24問 | 分 |

🕐 目標時間　50代まで **20分**　60代 **30分**　70代以上 **40分**

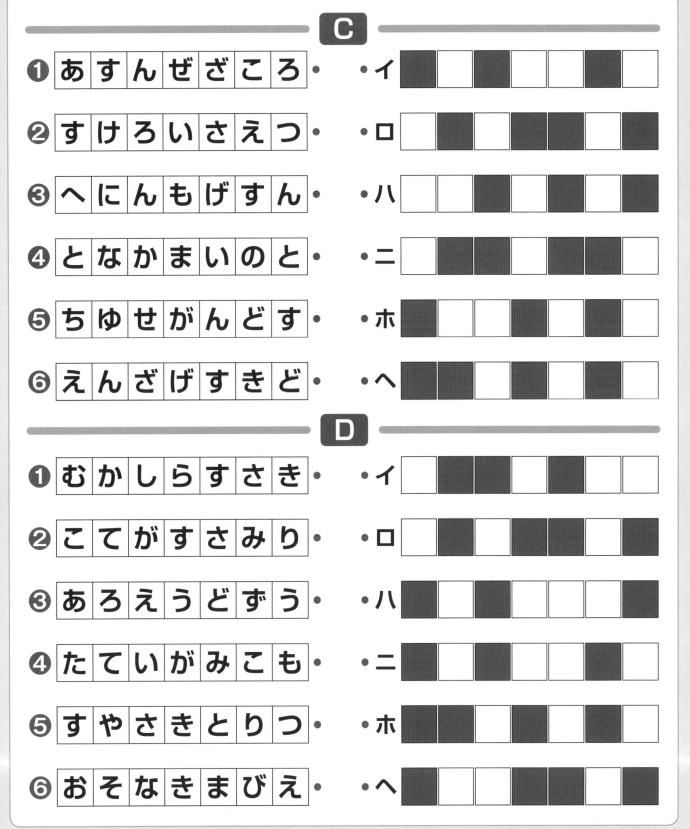

**C**

❶ あ す ん ぜ ざ こ ろ ・ ・イ

❷ す け ろ い さ え つ ・ ・ロ

❸ へ に ん も げ す ん ・ ・ハ

❹ と な か ま い の と ・ ・ニ

❺ ち ゆ せ が ん ど す ・ ・ホ

❻ え ん ざ げ す き ど ・ ・ヘ

**D**

❶ む か し ら す さ き ・ ・イ

❷ こ て が す さ み り ・ ・ロ

❸ あ ろ え う ど ず う ・ ・ハ

❹ た て い が み こ も ・ ・ニ

❺ す や さ き と り つ ・ ・ホ

❻ お そ な き ま び え ・ ・ヘ

C ①ロ（あんこ）②ニ（すいか）③ホ（にんげん）④ニ（まとい）⑤ヘ（せんす）⑥ハ（えんぴつ）
D ①イ（かさ）②イ（かがみ）③ホ（ぶどう）④ロ（たたみ）⑤ハ（やきとり）⑥ヘ（なまず）

解答　65

難易度……4 ★★★★★

実践日　　月　　日

○の中にひらがな1字を入れて、それぞれ言葉を完成させてください。○に入るひらがなを順に読むと、ヒントに関連した言葉ができます。言葉ができないときは、○に入るひらがなが違うと推測できます。

**A**
①○くしゅ　③ろう○ん
②けい○ん　④あ○もり
ヒント　朝に咲く花

| 答え | ① | ② | ③ | ④ |
|---|---|---|---|---|
|  |  |  |  |  |

**B**
①○まうま　③じんぞ○
②ぎ○うざ　④○うばり
ヒント　調味料

| 答え | ① | ② | ③ | ④ |
|---|---|---|---|---|
|  |  |  |  |  |

**C**
①○ぺいん　③○んじる
②に○がた　④ひこ○き
ヒント　飲み物の持ち歩き

| 答え | ① | ② | ③ | ④ |
|---|---|---|---|---|
|  |  |  |  |  |

**D**
①くれ○ん　③ぬ○づけ
②ろ○そく　④おら○だ
ヒント　和菓子

| 答え | ① | ② | ③ | ④ |
|---|---|---|---|---|
|  |  |  |  |  |

**E**
①ま○く
②だ○ず
③○つお
ヒント　夏のデザート

| 答え | ① | ② | ③ |
|---|---|---|---|
|  |  |  |  |

**F**
①どい○
②○いず
③ぬり○
ヒント　勉強

| 答え | ① | ② | ③ |
|---|---|---|---|
|  |  |  |  |

**G**
①○やし
②ま○ろ
③か○す
ヒント　土の中

| 答え | ① | ② | ③ |
|---|---|---|---|
|  |  |  |  |

**H**
①○けし
②さ○ぽ
③めか○
ヒント　鍋に多用

| 答え | ① | ② | ③ |
|---|---|---|---|
|  |  |  |  |

**I**
①ごぼ○
②い○ご
③ゆび○
ヒント　浴衣とセット

| 答え | ① | ② | ③ |
|---|---|---|---|
|  |  |  |  |

**J**
①○すき
②さく○
③かせ○
ヒント　洗濯や行水

| 答え | ① | ② | ③ |
|---|---|---|---|
|  |  |  |  |

解答　Aあさがお　Bしょうゆ　Cすいとう　Dようかん　Eすいか　Fじしゅう　Gもぐら　Hとうふ　Iげた　Jたらい

# 洞察力を鋭く磨く！

| 正答数 | かかった時間 |
|---|---|
| ／20問 | 分 |

各問の空欄の中にひらがなを入れて、適切な言葉を作っていく脳トレです。ヒントに合った言葉ができないと不正解とします。洞察力や認知力が特に強化されます。

目標時間　50代まで **30分**　60代 **40分**　70代以上 **50分**

## K
① ○りかご　③ ○いこん
② ちきゅ○　④ ほ○きす

**ヒント** 突然の雨

| 答え | ① | ② | ③ | ④ |
|---|---|---|---|---|
| | | | | |

## L
① や○ゅう　③ だちょ○
② うち○う　④ も○おか

**ヒント** ぬか漬け・塩もみ

| 答え | ① | ② | ③ | ④ |
|---|---|---|---|---|
| | | | | |

## M
① ○っこし　③ ○りざん
② けんだ○　④ ○もこん

**ヒント** 夏の花

| 答え | ① | ② | ③ | ④ |
|---|---|---|---|---|
| | | | | |

## N
① ○あわせ　③ どん○り
② ふうせ○　④ き○にく

**ヒント** 朝と夕

| 答え | ① | ② | ③ | ④ |
|---|---|---|---|---|
| | | | | |

## O
① らく○
② だ○ご
③ や○り

**ヒント** フォークやジャズ

| 答え | ① | ② | ③ |
|---|---|---|---|
| | | | |

## P
① ○ごと
② す○め
③ ○どり

**ヒント** ドブ

| 答え | ① | ② | ③ |
|---|---|---|---|
| | | | |

## Q
① う○き
② ○かだ
③ ○いや

**ヒント** スクリーン

| 答え | ① | ② | ③ |
|---|---|---|---|
| | | | |

## R
① ○んぼ
② ○いく
③ ぽて○

**ヒント** 夏が旬の野菜

| 答え | ① | ② | ③ |
|---|---|---|---|
| | | | |

## S
① もず○
② ○もう
③ ○ずむ

**ヒント** 飲み忘れに注意

| 答え | ① | ② | ③ |
|---|---|---|---|
| | | | |

## T
① ○らこ
② さ○ま
③ ま○い

**ヒント** へそくり

| 答え | ① | ② | ③ |
|---|---|---|---|
| | | | |

**難易度……3** ★★★★★

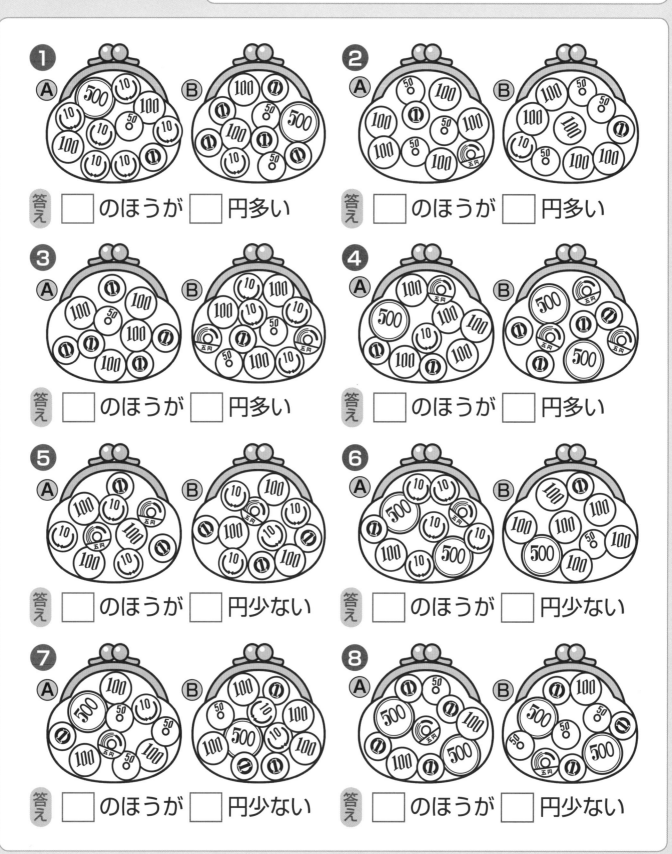

各問のⒶⒷの2つの財布に入っているお金の金額を数え、どちらの財布に何円多く入っているか、あるいは少なく入っているかを答えてください。

実践日

□ 月 □ 日

❶
Ⓐ Ⓑ
答え □ のほうが □ 円多い

❷
Ⓐ Ⓑ
答え □ のほうが □ 円多い

❸
Ⓐ Ⓑ
答え □ のほうが □ 円多い

❹
Ⓐ Ⓑ
答え □ のほうが □ 円多い

❺
Ⓐ Ⓑ
答え □ のほうが □ 円少ない

❻
Ⓐ Ⓑ
答え □ のほうが □ 円少ない

❼
Ⓐ Ⓑ
答え □ のほうが □ 円少ない

❽
Ⓐ Ⓑ
答え □ のほうが □ 円少ない

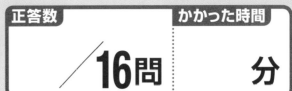
## 脳活ポイント

# 生活に役立つ暗算訓練!

2つの財布に入っている硬貨の金額を数え、どちらの財布にお金が多く入っているか、あるいは少なく入っているかを答える脳トレです。買い物のときの計算力が向上します。

🕐 目標時間 | 50代まで **20**分 | 60代 **30**分 | 70代以上 **40**分

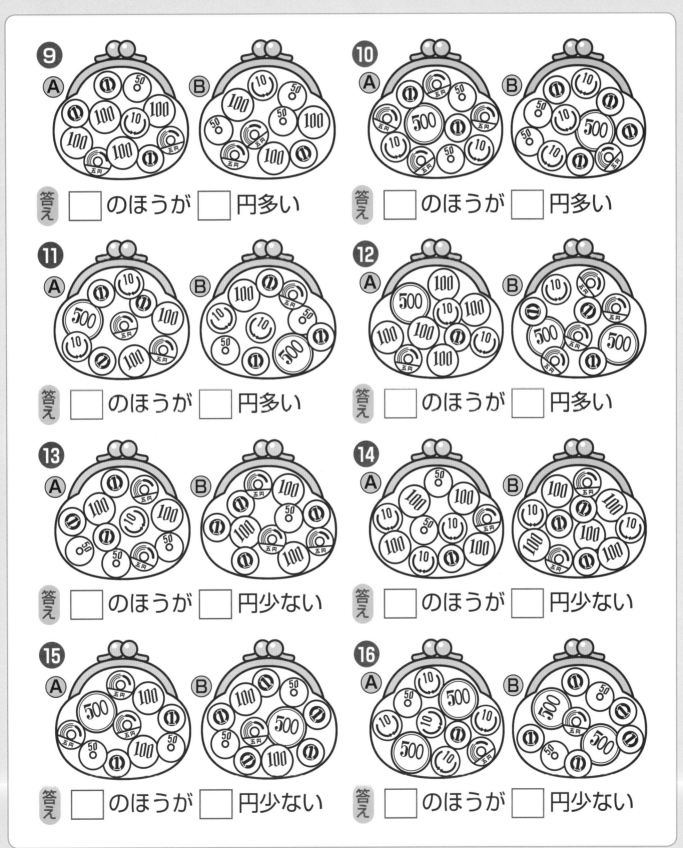

**⑨** Ⓐ Ⓑ
答え ☐ のほうが ☐ 円多い

**⑩** Ⓐ Ⓑ
答え ☐ のほうが ☐ 円多い

**⑪** Ⓐ Ⓑ
答え ☐ のほうが ☐ 円多い

**⑫** Ⓐ Ⓑ
答え ☐ のほうが ☐ 円多い

**⑬** Ⓐ Ⓑ
答え ☐ のほうが ☐ 円少ない

**⑭** Ⓐ Ⓑ
答え ☐ のほうが ☐ 円少ない

**⑮** Ⓐ Ⓑ
答え ☐ のほうが ☐ 円少ない

**⑯** Ⓐ Ⓑ
答え ☐ のほうが ☐ 円少ない

# なぞり書き音読シート

実践日　□月□日

りしとき、日記ものせむとて買ひし冊子もまだ白紙のま、なるは、獨逸（ドイツ）にて物學（ものまな）びせし間に、一種の「ニル、アドミラリイ」の氣象（きしょう）をや養ひ得たりけむ、あらず、これには別に故あり。

げに東（ひんがし）に還（かへ）る今の我は、西に航せし昔の我ならず、學問（がくもん）こそ猶（なほ）心に飽き足らぬところも多かれ、浮世のうきふしをも知りたり、人の心の頼みがたきは言ふも更なり、われとわが心さへ變（かわ）り易（やす）きをも悟り得たり。きのふの是はけふの非なるわが瞬間の感觸（かんしょく）を、これや日記の成らぬ縁故なる、あらず、これには別に故あり。

筆に寫（うつ）して誰にか見せむ。

## 現代解釈

（主人公の太田豊太郎が）留学先のドイツから日本に戻るときに立ち寄った港で、留学中のことを思い出している。日本を発った5年前は、世界に出ることで他人からちやほやされ、やる気にも満ちていたが、今は疑心暗鬼になって迷いや苦しみ、恨みの気持ちでいっぱいだ。実際に、留学中に日記が一ジーも書けず、自分でも消沈している。

 参考文献　『舞姫』（青空文庫）、『鴎外の「舞姫」』（角川書店）

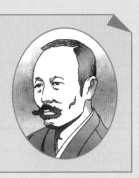

### 『舞姫』

　小説家の森鴎外（1862～1922年）が、1890年に執筆した短編小説。時代の転換期ともいえる明治末期の若者の心情を記した物語。ドイツに留学した主人公（太田豊太郎）の恋愛と出世についての苦悩が描かれている。

　石炭をば早や積み果てつ。中等室の卓のほとりはいと靜にて、熾熱燈の光の晴れがましきも徒なり。今宵は夜毎にこゝに集ひ來る骨牌仲間も「ホテル」に宿りて、舟に殘れるは余一人のみなれば。

　五年前の事なりしが、平生の望足りて、洋行の官命を蒙り、このセイゴンの港まで來し頃は、目に見るもの、耳に聞くもの、一つとして新ならぬはなく、筆に任せて書き記しつる紀行文日ごとに幾千言をかなしけむ、當時の新聞に載せられて、世の人にもてはやされしかど、今日になりておもへば、稚き思想、身の程知らぬ放言、さらぬも尋常の動植金石、さては風俗などをさへ珍しげにしるしゝを、心ある人はいかにか見けむ。こたびは途に上

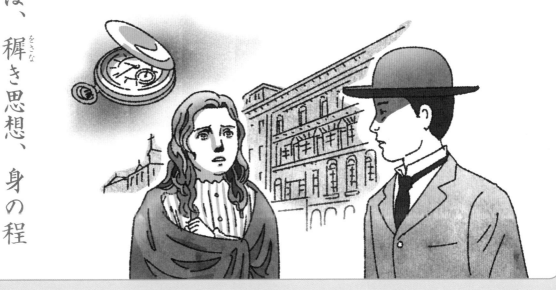

その他のドリルの解答は
各ページの下欄に記載しています。

## 3日目 名画間違い探し

### 舟遊びをする人々の昼食

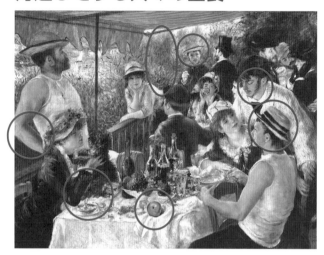

❶左側にいる人のヒジ
❷中央にあるテラスの支柱
❸中央奥で立っている人の帽子
❹右手前の麦わら帽子
❺テーブルの上のリンゴ
❻テーブルの上のワイングラス
❼右側・真ん中にいる人のもみあげ

### 民衆を導く自由の女神

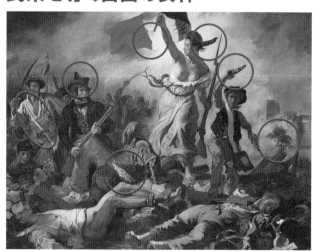

❶民衆を導く女性の帽子
❷女性が持つ旗の竿の長さ
❸右側の樹木
❹右側の人が持つ銃
❺青い服を着た人の下着
❻左側で銃を持つ人の帽子
❼左側の人のカバンのヒモ

## 13日目 1本道作りパズル

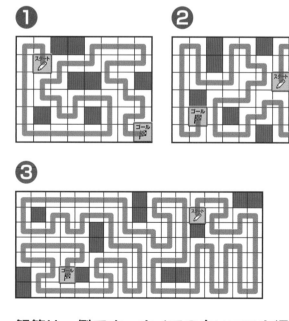

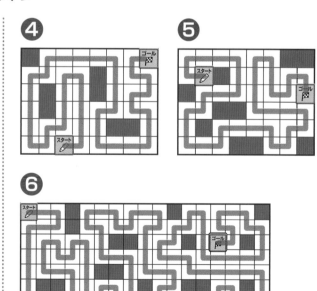

解答は一例です。すべての白いマスを通っていれば正解とします。

# 22日目 ナンバー9ナンプレ

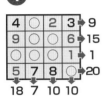
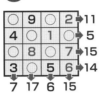
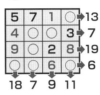
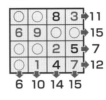
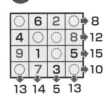
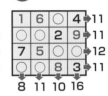

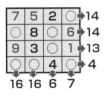
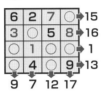
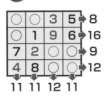
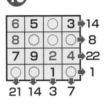
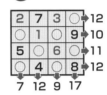
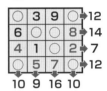

---

# 23日目 うず巻き熟語しりとり

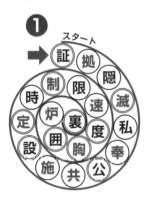

❶
証拠隠滅→滅私奉公→
公共施設→設定→
定時制→制限速度→
度胸→胸囲→囲炉裏

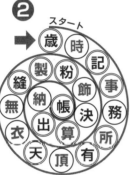

❷
歳時記→記事→事務所→
所有→有頂天→
天衣無縫→縫製→製粉→
粉飾決算→算出→出納帳

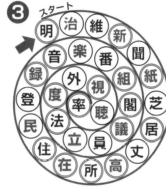

❸
明治維新→新聞紙→紙芝居→
居丈高→高所→所在→在住→
住民登録→録音→音楽番組→
組閣→閣議→議員立法→
法度→度外視→視聴率

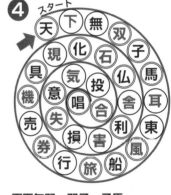

❹
天下無双→双子→子馬→
馬耳東風→風船→船旅→旅行券→
券売機→機具→具現化→化石→
石仏→仏舎利→利害損失→
失意→意気投合→合唱

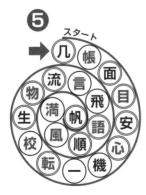

❺
几帳面→面目→目安→
安心→心機一転→
転校生→生物→物流→
流言飛語→語順→
順風満帆

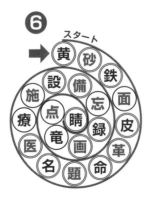

❻
黄砂→砂鉄→鉄面皮→
皮革→革命→命題→
題名→名医→医療施設→
設備→備忘録→録画→
画竜点睛

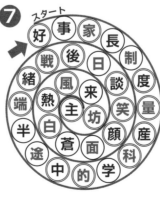

❼
好事家→家長制度→度量→
量産→産科→科学的→的中→
中途半端→端緒→緒戦→戦後→
後日談→談笑→笑顔→顔面蒼白→
白熱→熱風→風来坊→坊主

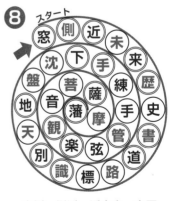

❽
窓側→側近→近未来→来歴→
歴史書→書道→道路標識→
識別→別天地→地盤沈下→
下手→手練手管→管弦楽→
楽観→観音菩薩→薩摩藩

73

2021年9月15日　第1刷発行
2023年10月10日　第9刷発行

編集人　　安藤宣明

企画統括　石井弘行　明星真司

編集　　　株式会社 わかさ出版

装丁／デザイン　カラーズ

イラスト　前田達彦

写真協力　Adobe Stock

発行人　　山本周嗣

発行所　　株式会社 文響社
　　　　　〒105-0001
　　　　　東京都港区虎ノ門2丁目2-5　共同通信会館9階
　　　　　ホームページ　https://bunkyosha.com
　　　　　お問い合わせ　info@bunkyosha.com

印刷　　　大日本印刷株式会社

製本　　　古宮製本株式会社

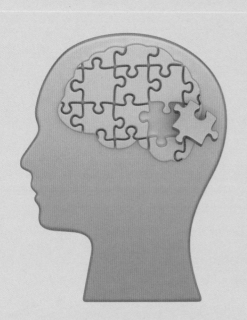

# 毎日脳活①
## 30日30種 最新脳ドリル

この本に関するご意見・ご感想をお寄せいただく場合は、
郵送またはメール(info@bunkyosha.com)にてお送りください。